U0395815

Origins

How the Nine Months Before Birth Shape the Rest of Our Lives

子宫里的人生起跑线

孕期关键九个月塑造孩子一生

〔美〕Annie Murphy Paul　著

高小菁　译

中国轻工业出版社

图书在版编目（CIP）数据

子宫里的人生起跑线：孕期关键九个月塑造孩子一生／（美）安妮·墨菲·保罗（Annie Murphy Paul）著；高小菁译.—北京：中国轻工业出版社，2020.8

ISBN 978-7-5184-1421-5

Ⅰ.①子… Ⅱ.①安… ②高… Ⅲ.①围产期－妇幼保健－基本知识 Ⅳ.①R715.3

中国版本图书馆CIP数据核字（2019）第300213号

版权声明

总 策 划：石　铁

策划编辑：孙蔚雯　　　　　责任终审：杜文勇

责任编辑：孙蔚雯　　　　　责任监印：刘志颖

出版发行：中国轻工业出版社（北京东长安街6号，邮编：100740）

印　　刷：三河市鑫金马印装有限公司

经　　销：各地新华书店

版　　次：2020年8月第1版第1次印刷

开　　本：880×1230　1/32　印张：9.375

字　　数：157千字

书　　号：ISBN 978-7-5184-1421-5　　定价：58.00元

读者热线：010-65181109，65262933

发行电话：010-85119832　传真：010-85113293

网　　址：http://www.chlip.com.cn　http://www.wqedu.com

电子信箱：1012305542@qq.com

如发现图书残缺请与我社联系调换

180599Y2X101ZYW

"女性吸入、消耗和经历的东西对胎儿有什么影响？"在《子宫里的人生起跑线》一书中，安妮·墨菲·保罗着手寻找答案。在此过程中，她打破了神话，回顾了科学证据，探索了胎儿起源研究的新前沿。

——《华尔街日报》（*The Wall Street Journal*）

"信息丰富且睿智……在她第二次怀孕的9个月里，对这一主题的探索形成了一种平衡的、常识性的观点，这是一个新兴的尚无定论的科学领域。"

——杰罗姆·格鲁普曼（Jerome Groopman），

《纽约时报》书评版（*The New York Times Book Review*）

"令人兴奋的是，表观遗传学领域的前沿科学研究已经改变了医学界对怀孕的看法，我们很幸运地请到了安妮·墨菲·保罗作为引领我们穿越这片迷人的新领域的向导。"

——穆罕默德·奥兹（Mehmet Oz）博士，

《生育孩子》（*YOU: Having a Baby*）、

《抚养孩子》（*YOU: Raising Your Child*）、

《节食》（*YOU: On a Diet*）的合著者

"这本书对于孕妇和那些关心她们的人来说很重要，对于任何对人类发展感兴趣的人来说也是如此。它的文笔优美迷人，充满了对自然和文化的深刻见解。"

——保罗·布鲁姆（Paul Bloom），

《笛卡尔的婴儿》（*Descartes' Baby*）的作者

"这本书绝对是准妈妈们和所有关心她们的人必读的书目——你在这里学到的东西可以让你的宝宝更健康、更强壮，甚至更聪明……十分令人愉快而好读，让人看到关于这些真实结果的惊人研究。"

——吉恩·特温（Jean Twenge），

《Me世代》（*Generation Me*）的作者

　　"这是一本很棒的书，它讲述了一个迷人的、基本上未被探索过的主题——产前发育之谜。它清晰、科学、准确、文笔优美。能把科学和个人观点结合起来的作者是很少见的，尤其是在写孩子和母亲的时候，但安妮·墨菲·保罗做得很好。"

——艾莉森·戈普尼克（Alison Gopnik），

《婴儿床里的科学家》（*The Scientist in*

the Crib and the philosophy Baby）的作者

　　"我们在子宫里的经历会影响我们的余生吗？一句话：是的。正如安妮·墨菲·保罗在对这一领域的新研究中的精彩探索所展示的那样，胎儿不仅在子宫内生长发育，它也在为到外面的世界中生存做积极准备，读取母亲的身体发出的信号——外面的世界是否丰裕而充满希望，是艰辛还是幸福，并据此塑造自身。这其中的深意对于政策制定、产前护理和儿童养育来说，都极其重要。"

——丽莎·曼迪（Liza Mundy），

《米歇尔传》（*Michelle*）和

《一切可能》（*Everything Conceivable*）的作者

"孕妇的行为——甚至是情感——能够深刻地改变她腹中正在发育的孩子，这是一个多么了不起的想法。在这本杰作中，安妮·墨菲·保罗向我们展示了对胎儿起源的开创性研究不是出于恐惧或焦虑，而是出于惊奇，甚至希望。"

——伊森·沃特斯（Ethan Watters），

《像我们一样疯狂》（*Crazy Like Us*）的作者

"这本书从第一句话开始就令人欣喜，清新迷人。它回答了一系列引人注目的问题：母亲和腹中的宝宝之间实际发生了什么？为何外部世界对胎儿发育的9个月至关重要？比如，喝塑料瓶装水、感到紧张不安以及所呼吸的空气对腹中的宝宝会有怎样的影响。本书应该在每位准父母的书架上占有一席之地，而且任何曾在子宫里待过的人都应该对它产生浓厚的兴趣。"

——苏·哈尔彭（Sue Halpern），

《我忘了什么？》（*Can't Remember What I Forgot*）和

《走向孤独》（*Migrations to Solitude*）的作者

"安妮·墨菲·保罗就像一位聪慧、热情的导游，她怀着第二个孩子，一路跋涉，探索着'胎儿起源'的新前沿。她清晰地描述了科学家们正在试图了解的出生前的9个月时光对生命的影响，从母亲的饮食到她的压力水平，从塑料中的双酚A到'胎儿与母亲的共舞'。在这一愉快的阅读过程中，你将准备好迎接一些惊喜。"

——罗宾·马兰兹·赫尼格（Robin Marantz Henig），

《潘多拉的孩子》（*Pandora's Baby*）的作者

"地球上最具影响力的环境之一就在女性的身体里，这是一个仍然神秘的子宫世界，我们所有人生命的最初几个月都在这里度过。安妮·墨菲·保罗在她引人入胜的书中探索了这个奇异而奇妙的家。她既是一名科学记者，调查着人类发展至关重要的第一步；也是一名准妈妈，思考着孩子是如何为外面的世界做好准备的。这两者的结合，以及这两段旅程所蕴含的经验教训，使这本书成为一种魅力十足的——同时至关重要的——更好地了解我们自己的方式。"

——黛博拉·布鲁姆（Deborah Blum），

《落妻事件簿》（*The Poisoner's Handbook*）的作者

如果你准备写一本关于怀孕的书——恰好你自己也正怀着孕——你会听到朋友和熟人说的许多俏皮话。"你的预产期是哪一天？我的意思是，你那本书……""怀哪个比较辛苦？书还是宝宝？""你的书就是你的第三胎！"这种文字游戏实在避无可避，因此我最终选择陪大伙一起玩：咳咳，这本书出生于2010年9月，过程还算顺利；和其他所有宝宝一样，这本书也反映了孕育它的社会环境。

举个例子，本书中有一段源于《时代周刊》（*Times*）杂志2010年10月4日那期的封面故事。那个封面十分夺人眼球——一位赤裸的孕妇在空中漂流。有些读者对这个封面相当着迷，不止一个人问，人物的原型是不是我。（很遗憾，不是。那位怀孕9个月的姑娘是摄影师的女朋友。这张照片拍摄后的第10天，宝宝呱呱坠地。宝宝本人的照片刊载在那期杂志的内页。）

本书也受到了《纽约时报》（*New York Times*）专栏作家尼古拉斯·克里斯托弗（Nicholas Kristof）的赞赏。他在文章中写道，这是一本"重要而绝妙的新书"，它为读者提供了"一个崭新的窗口，从中可以窥见各种意料之外的力量如何塑造了我们"。这些力量包括孕期的压力、营养，以及——克里斯托弗特别在意的——化学物质暴露。克里斯托弗指出，胎儿研究给他的最大启示在于"我们应当小心再小心，避免让孕妇接触有毒物质，同时立即行动起来，管好那些早已被广泛运用却从未接受过任何安全测试的化学品"。克里斯托弗继续写道："这些缺乏管制的化学品已经把我们的生活层层包裹起来，而且很可能塑造着下一代人未来几十年的人生。对它们严加审视，如今正当其时。"

这本书最令人骄傲的成就莫过于出现在《纽约时报书评》（*The New York Times Book Review*）的头版，这篇书评的作者是博士兼《纽约客》（*New Yorker*）杂志撰稿人杰诺米·格鲁普曼（Jerome Groopman）。文章是这样开头的，"一个接一个地生下3个孩子之后，我妻子和我都长长地舒了一口气。"听见自家新生儿的第一声啼哭，让这对夫妇认为他们已经"成功绕开了孕期的所有危险"。但是，格鲁普曼接着写道，胎儿研究表明，他们高兴得有点早，"研究结果表明，对于孩子出生以后的几十年，我们并没有在刚刚过去的孕期里做好充分的准备"。

着迷、关切、焦虑——这三种情绪构成了对本书以及它所介绍的科学知识的绝大部分反馈。我最担忧的那类反馈——怀疑一切、拒不相信——几乎没有出现。恰恰相反，广大读者十分认同"孕期经历具有强大和持久的影响力"。我渐渐感到，读者的这种认同或许有点过头了。因为，在读者对本书的三种主要情绪反应中，焦虑远比另外两种更为普遍。在本书出版之后的几个月里，许多女性主动来找我——在书店签售会上，在校园讲座上，甚至在超市里——她们无一不紧锁眉头，话音里流露着疑虑。而每一次，我都猜中了她们接下来要说什么：她曾经、正在或打算在孕期里做的事，是否会伤害她腹中的孩子？

我用了许多时间认真思考这种焦虑的根源，最终得出了如下结论：21世纪初期是一段历史转型期，这一时期的孕妇在两种思想极端之间摆荡，一端是陈旧的谣言和迷信，另一端则是超前的新奇知识（但愿那的确是知识而非误解）。比起上一代，我们懂得很多；比起下一代，我们却又懂得太少。置身于这种尴尬的处境，人们自然会变得焦虑。准妈妈们渴求一个确定无疑的答案，并且此刻就要，但不应当为此苛责她们。然而，这样的答案并不总是存在的；即便它们已经存在，也常常淹没在媒体危言耸听的炒作当中，难以触及。媒体本该和科学家一样，用冷静客观的方式向准妈妈们传递关键信息，帮助她们恢复和保持清醒。

对于媒体还可以有更高的要求：它们应当把传播胎儿研究领域的好消息当作一件愉快的任务——就像我一样。我曾一次又一次看到女性读者战战兢兢地翻开这本书，其中一个人还对我说："这书好像很吓人啊。"而当她们读完之后回来找我时，脸上无不洋溢着兴奋。有的读者亲口告诉我："这本书太有意思了！"正如我反复对读者们强调的，"怀孕"的意义如今已经被颠覆了。这段长达9个月的酝酿过程，现在成了科学研究的前沿阵地：去治愈疾病，去改善公共卫生，去斩断贫穷、体弱和患病之间的恶性循环，去确立健康、强壮和稳定之间的良性循环。毫无疑问，在这片前沿阵地上奋战，需要我们殚精竭虑，但同时这也是一片最富有乐趣和生机的土地，值得科学家付出一生。在本书的精装版面世至今的这一年里，我目睹人们看待"怀孕"的视角发生了上述转变；但愿这本书也为这种转变做出了贡献。

写完这本书之后，我的个人生活也发生了许多改变。我儿子特迪，从一个爱用大块积木搭高塔的3岁幼儿，长成了一个热衷于"摩比世界（Playmobil）"玩具小人的学前班学生（不过，他还是很喜欢城堡之类的东西）。在本书书稿交由科学家评议时成天踢我肚皮的胎儿，现在已经是一个满地乱跑的小男孩了，名叫格斯。他喜欢吃果酱三明治，也喜欢理查德·斯凯瑞（Richard Scarry）的系列童书。我丈夫约翰和我则把我们的家从纽约曼哈顿上西区搬到了新英格兰地区的一个大学城。《纽约时报书评》曾给关于本书的那篇评论文章配上了画家香农·梅（Shannon May）的一幅作品，如今这幅作品的原件被我们装裱起来，挂在新家的墙上。作品的主体是一个鸡蛋，它洁白的外壳和金色的蛋黄被科学图表式的箭头标记出来，并对整个孕育期间可能发生问题的地方加以注释，"鸡爪的刮痕太多了""鸡舍里面太吵了""在鸡群里的社会等级较低""天要塌了"等。

我喜欢这幅画里优美的线条和精妙的色彩，但我最喜欢的，是它面对一个让人忧心忡忡的对象时那种恰到好处的幽默感。即便等到所有小鸡都孵出来，天也不会塌。不仅如此，对于孕妇及其腹中的宝宝来说，辽阔的天空正在为他们展开：胎儿研究给我们这一代人提供了前所未见的可能性——通过预防或干预，可以生育出比过去任何一代都健康、快乐的孩子。胎儿研究还为我们创造了新的视角，去理解在我看来是地球上最有趣的一个问题：是什么让我们成了现在的我们？对这个问题的无尽追问引领我回到了自己人生的起点，也是我们所有人的人生起点——子宫。

安妮·墨菲·保罗（Annie Murphy Paul）

2011年2月于美国康涅狄格州纽黑文郡

子宫里的故事开始了

　　如果你打算沉浸于人类起源之谜——我们是谁？我们为何会长成今日的自己？——那么，没有什么地方比"105娃娃堆"更适合思考这些问题了。这是位于曼哈顿西岸105街葱葱郁郁的河滨公园附近的一个小游乐场，距离中央公园里喧闹的小动物园和旋转木马都相当远，只聚集了来自周边住宅区的孩子们。在7月里的这个阳光明媚的上午，小游乐场里遍布着孩子们简单的快乐：沙子、泥巴以及一座大石龟雕像里汩汩而出的水流，和某个原始时代的春日没有多少区别。我背靠着游乐场的铁艺围栏，被眼前这群平均年龄只有两岁半的娃娃所显示出的人类天性和外形的多样性迷住了：既有大块头但行动笨拙的孩子，也有纤瘦灵巧的孩子；既有精力旺盛、叽叽喳喳的孩子，也有眼观六路却一言不发的孩子；既有绕着攀爬架疯跑的孩子，也有从容地平躺在婴儿车里，仿佛土耳其王公一般矜持的孩子。

　　我把目光落在了我儿子身上。我家 3 岁的特迪正在沙坑里满腔热情地建造一座包括了数个塔楼的大城堡。看着城堡结实的架构和特迪坚毅的神情，我发现自己的脑海中又一次浮现了一个熟悉的疑问。第一次想到这个问题的时候，我坐在产科的病床上，连续几小时凝望着旁边婴儿床里的特迪。他沉沉地睡着，在一张滑稽的脸蛋上，眉毛不时皱起，好像在演一出小小的默剧。两年以后，我第二次想到这个问题。那时特迪开始说话了，和电影《杜立德医生》（*Dr. Doolittle*）里那些会说话的动物一样令人感到惊喜和奇妙。而现在，这个不时萦绕在我心头的老问题又出现了：宝贝儿，究竟是什么塑造了此刻的你呢？

　　其他父母对此似乎早有答案。一些家长胸有成竹地告诉我，一切都在于先天基因。"特迪是一个严肃的孩子，但有时候也会有点不切实际，就像他爸爸约翰一样。"我丈夫的朋友，一位典型的迷糊教授如此说道。"特迪继承了你身上作家式的敏锐。"我的一名女性朋友说。"还有你的固执。"另一个朋友补充道。这样听起来，特迪的人格特质就像是在受孕那一刻写下的彩票号码，标注在一个个圆球上，灌进了抽奖机器。而另一些家长则认为，一切都取决于后天养育：蕴藏着丰富刺激的智能手机和启智玩具、健康饮食以及运用得当的"冷静期（time-outs）"规训技术等。他们认为，是这些东西塑造了孩子。我环顾了小游乐场周围三五成群坐在公园长椅上或守在沙坑旁边的家长，想象他们分作两边，集结起来准备战斗，口中高喊着："是遗传！""不，是环境！""是先天！""不，是后天！"

不过，最近我开始对融合了先天与后天的第三种影响力感兴趣：孩子们身处子宫期间的经历。怀着特迪的时候，我感知到了他的一些特定表现，这让我有种感觉，即在胎儿期内，他的个人发展就已经轰轰烈烈地开始了。因此，在特迪出生以后，每当他展现出心理、情绪或生理的新的一面时，我都忍不住思索这新的一面是否源于他待在子宫内的那段时间。如果孩子们——如果我们每个人——所具备的多种多样的特质，不仅仅来自受孕那一刻所获得的基因，也不仅仅来自我们离开母体后所遭遇的世界，还来自二者之间那热热闹闹的9个月，会意味着什么呢？

当然，如今早就没有哪个女人在怀孕期间能够避免被灌输其行为会影响胎儿之类的小道消息了。她会在产检时从医生那里听到，会在驾车回家的路上从电台里听到，会在睡前阅读孕期手册时看到，也会在晨起翻开订阅的报纸时看到。即便她凑巧错过了上述所有重要渠道，也一定会有几个朋友发来邮件，或在午餐小聚时为她带来这方面的消息；又或者，她的妈妈还会打来电话："亲爱的，你听他们说了吗？孕妇可千万不能……"

话说回来，听上去孕妇能施加给胎儿的影响全都是负面的，准妈妈仿佛总是会伤害孩子。现在，如果你让一名孕妇感到自己身处一个巨大的阴谋网，如果你去操控她的每一个行动，如果你剥夺她的每一点乐趣，甚至在她孕期的每一天引发她的内疚，都没有关系，是完全可以谅解的。可是，孕妇心中想要把这些蠢话、这些尖刻又恐怖的伎俩、这些偏执狂一般的歇斯底里统统赶出门外的冲动，一点也不弱于快被它们逼疯的压力。在我怀着特迪的那几个月里，所有这些反应一直挤占着我的头脑。我眼看着自己的肚子一天天变大，却越来越沮丧，因为我的世界反而在一天天变小，焦虑和迷惘令我面前的选项一天天变少。

就在那时，一个截然不同的孕程视角引起了我的注意。

不带特迪去游乐场玩的时候，我在家里为报纸杂志写科普文章。我要在艰深晦涩的学术期刊里广撒网，找出一些新奇的玩意儿，一些能透过迷雾吸引我的闪闪发光的观点。几年前，我开始留意有关孕期的大量令人眼花缭乱的科学发现。这些新发现已经激起了广大研究者的热情，颠覆了他们原本有关人类特质何时形成以及如何形成的诸多观点和推测，所涉及的特质包括了我们的健康、智力和脾性。这些研究，都源于一个正在迅速成长的研究领域，人们称之为"胎儿期起源说（fetal origins）"。而它们所提供的知识，与我平时在大众图书和文章中读到的孕期训诫几乎来自两个世界。

在这个世界里，广阔的地平线正在逐渐展开，各种各样的可能性并未被钳制，四处都洋溢着憧憬未来的兴奋劲儿。在这个世界里，确实应当承认怀孕期间的事情有可能变糟——但与此同时，子宫内的环境令许多方面都能保持恰当无误，孩子的健康、特长与福祉都在胎儿期内萌芽，这一点也越来越清晰。在这个世界里，放之四海而皆准、普天下人人称羡的完美孕程并不存在（当然也就无从实现），取而代之的是，这里的孕程对胎儿的影响高度个人化，孩子们被塑造成了一个个独特的样子，以更好地适应出生后将要面对的具体环境。

　　支持这一孕程新观点的证据来自多个科学领域和多种研究手段。有动物实验，以精密地控制和操纵若干变量；有流行病学研究，从涵盖了巨量人口的调查中提炼数据模型；有所谓的"自然实验"，利用现实中的偶发事件来进行观察比对；有经济学分析，越来越多的经济学研究者正在将注意力转向有关孕期经历的成本与收益；有表观遗传学研究，这套激动人心的新范式考察的是环境如何改变基因的表达——在不改变 DNA* 的情况下修整其后果，这一切按部就班地发生在我们出生之前；还有开创性的胎儿研究，在准妈妈的配合下展开实验。

　　上述研究让怀孕显示出了全新的面貌，成了前沿科学。在此之前，产科作为一门医学分支似乎已近垂暮之年，而有关妊娠的研究更是死气沉沉。而现在，这特殊的9个月成了科学家兴趣的焦点，围绕着孕期的文章、图书和学术会议出现了爆发式的增长。所有这一切让我们对胎儿、孕妇以及两者之间关系的理解都焕然一新。目前，我们已经知道胎儿并不是无能的存在——胎儿

---

* 是 deoxyribonucleic acid 的英文缩写，中文译为"脱氧核糖核酸"。——译者注

期起源说研究者曾将这样的看法讥讽地称为"人类发展过程中的幼虫阶段"[1]——而是一个活跃且变动着的生物，对母体内外的各种环境条件做出反应，进行适应，借此让自己为即将迈入的那个世界做好准备。我们也知道，孕妇，既不是被动的孵化器，也不是胎儿的伤害源，她在孩子出生之前对他们施加着强大的影响，并且其中大部分影响都是正面的。我们还知道，怀孕并非一件人生大事发生之前长达9个月的默然等待，而是一段关键期，用一位科学家的话来说，这是"后续人生中福祉与病痛的排练期"。[2]

这样的理念有时可能带来一些所谓有益于胎儿的轻佻举动，比如把耳机摁在孕妇肚子上播放莫扎特写的曲子。事实上，发生在子宫里的这套9个月的塑造程序远比那些小把戏深刻得多，也重要得多。一名妊娠期女性在日常生活中遇到的绝大多数因素——她呼吸的空气、她摄入的食物和饮水、她的情绪体验、她接触的各种化学物质——都会以某种方式被分享给她腹中的孩子。种种因素混合在一起，构成了这名妊娠期女性个性化的并且具有特质性的影响力。而她腹中的孩子接收这些给养，将它们变为自身血肉的一部分。许多时候，胎儿还会进一步解读母体给养中的信息，把它们视作来自外部世界的一张生物明信片。胎儿在子宫里听取的并非莫扎特的《魔笛》，而是一些与其存亡有关的重大问题的答案：我将面对的那个世界是食物充裕，还是紧缺？我将出生在安全、受保护的环境中，还是会面对持续的威胁？我将度过悠长、甜蜜的一生，还是会匆匆夭折？孕妇的饮食结构与压力水平为胎儿提供了有关外界环境的关键信息，就好比人们在野外行动时举起用唾液沾湿的一根手指，看似不起眼，却可以准确地测查风向。由此导致的胎儿大脑及其他身体机能的调整，正是人类无与伦比的适应性的来源之一。这样的适应性令人类开疆拓土、繁衍生息，从白雪覆盖的苔原，到茫茫的金色草原，当然也包括曼哈顿上西区。

这样的妊娠期理念太过新鲜，以至在不少方面仍有待人们逐渐接纳。但换个角度说，它也十分古老。大多数人，在世界上大多数地方以及历史上大多数时候，都认同出生之前的经历可以塑造一个人，既可能对其有益，也可能对其有害。在这些信念中，有许多可谓妙趣横生：古希腊人相信，孕妇观赏雕像等艺术作品可以令腹中的孩子变漂亮[3]；18世纪的英国人相信，孕妇如果有所渴求，胎儿身上将会留下无法消除的印记。[4]这些信条都源于大众的一个共识，即孕妇与胎儿亲密无间并且相互影响。事实上，全世界或许只有一种文化反对这项共识，即现代西方的科学与医学文化。20世纪以来，西方许多科学家和医生都紧紧攥住一条不同寻常的信念：人类胎儿能完全隔绝外部世界的影响，他们将外界干扰降至最低程度，按部就班、自动高效地发育着。

或许是因为急于让医学实践摆脱产婆们的迷信做法，所以现代人树立了这一与传统背道而驰的信念。而支持它的，还有强烈的工业时代隐喻：在专家的想象中，胎儿和工厂里的组件或蓝图上的房屋一般无二。并且，20世纪学术界规模最大的论战——先天与后天之争——也间接地让它长期存续下来。不过，论战双方都没有重视妊娠期的影响。"后天决定论"的拥护者把人们的目光集中在童年早期，却没有考虑子宫里那几个月的重要作用。"先天决定论"的拥护者强调遗传基因的强大力量，但对表观遗传学还一无所知，而对基因表达的大部分调整恰恰都发生在胎儿期。由此导致的对妊娠期的普遍忽视最终引发了若干具体但错误的信念——而现在，这些信念正在遭受来自胎儿期起源研究的有力挑战。

例如，许多医生和科学家都曾坚信，胎儿是"完美的寄生者"，无论母亲的饮食摄入是否足够，他们都会从母体吸取自己所需的一切养分。（几年前，我的一个朋友怀孕时，她的产科医生对她说，即便她整个孕期只啃生菜叶子，她肚子里的孩子也不会发觉有任何异常。）但现在，胎儿期起源说的研究文献显示：胎儿对母亲饮食状况的感受是极其敏锐的。

有文章提出，根据到目前为止的发现，一些重大疾病——包括心脏病、糖尿病、癌症等——可能是由于糟糕的遗传基因遇上了糟糕的生活方式（高盐、高脂的饮食，缺乏运动）而产生的。但实际上，还有第三项风险因素我们尚未考虑，也就是患者的胎儿期经历。胎儿期起源说的研究表明，影响发病进程的生活方式不仅限于我们成年之后，还包含着当我们还是胎儿的时候，我们母亲的生活方式。

新研究成果还挑战了一条终极信念，即胎儿被完好地"密封"在子宫之中，负责全天候严密守卫的胎盘从不放过任何一种污染物或毒物。但现在我们已经发现，事实上，胎儿和大人们生活在同一个世界里——有烟、有酒、有脏兮兮的空气和水，有各种各样未经安全监测的工业化学品。胎儿身躯娇小、发育幼嫩，依赖着与母体之间的渗透和交换来进行简单的防御，这一切都意味着，相比个体一生中的任何其他阶段，面对环境中的毒害，胎儿期都更加脆弱。

即便仅从理论的角度而言，上述一度司空见惯的态度也绝不是没有坏处的。它们导致了两场严重的医学灾难：沙利度胺和己烯雌酚的悲剧。医生们怀着胎儿不可能受到影响的错误信念而为孕妇开具这两种药物，结果前者令孩子的躯体严重畸形，后者则令孩子患上凶猛的绝症。然而，这些错误的态度和信念至今仍未彻底消失，它们还在延续。比如，有一族化学物质可以干扰内分泌，而它们广泛存在于塑料制品和其他日常用品当中，因此孕妇及其胎儿暴露于此类物质的概率非常高，然而我们的卫生部门迟迟不肯对此采取行动。

胎儿期起源说研究的一大重要成果就是保护胎儿不受这样的侵害。更加了不起的是，这一领域的研究源源不断地提供着知识，让我们能够主动改善下一代的健康、智力与福祉，并且加深对我们自身特质起源的理解。不过，这一巨大的工程如今有些迷失在胎儿期研究引发的舆论喧嚣当中了。许多研究发现都被归类为"警钟长鸣"，仿佛有长长一队穿着实验室白大褂的医生依次对孕妇摇动食指：不，不行，不可以！原本令人兴奋、火花无数的科学探索缩水成了几条可怜兮兮的规矩。我们应当认清胎儿期起源研究到底是怎么一回事：用科学方法召回和重构我们有关人类先天特质起源的直觉。千百年来，人们一直相信个体在子宫内和子宫外的人生是一个连续的整体；现在，有坚实的证据表明，这种古老的观念是正确的，只是它实现的方式远比我们祖先想象得复杂、微妙。

对我而言，这样的进展具有特殊意义：2周前，我发现自己又怀孕了。在第一次怀孕期间，我满脑子都是疑问；而这一次，我下定决心找出几个答案来。准妈妈的行为会怎样塑造腹中的孩子？她的饮食、压力、情绪以及她经常接触的化学物质各有哪些影响？她如何才能减少损害并提升获益？作为个人、作为父母、作为社会中的一分子，胎儿期起源说这门正在成形的新科学各有哪些意义？在这轮调研中，我将使出一个科普作家的十八般武艺，深入挖掘研究文献和研究者访谈，将该领域的所有工作看个明明白白。

不过，科学并不能解答我们所有的问题——在实验室的冷硬证据和我们身体的柔软血肉之间，总会存在一些距离。因此，我也会从一名孕妇的立场进行探索，将胎儿期起源说最前沿的研究发现带回我的生活，学以致用，来一场"自然实验"。[5]

最后，我还将作为一名文化和历史领域的学生，在街头和图书馆，审视与怀孕有关的观念变迁。在这方面，我打算遵循诗人及哲学家塞缪尔·泰勒·柯勒律治（Samuel Taylor Coleridge）的指引，他曾于1802年深入研究了托马斯·布朗（Thomas Browne）医生的著作。这位医生在书中写道："毫无疑问，我们都算小了自己的年龄，每个人都比自己以为的大几个月。因为那时的我们已经在另一个世界中了，一个真正的微观宇宙，在我们母亲的子宫里，生存、活动、作为一个存在，并且对若干要素的变化和疾病的侵袭做出了反应。"

这段文字令柯勒律治震撼不已，他心潮澎湃，以潦草的字迹在旁边飞速写下这样的注解："是的！一个人出生之前那9个月的历史很可能比接下来的70年都有趣得多，包含着许多非凡的时刻。"[6]现在，柯勒律治的看法即将接受检验。"一个人出生之前的那9个月的历史"终于开始被详尽记载，而其中的一缕线索正握在我手里。

我徜徉在这些思绪当中，忽然手被拽了一下。是我儿子特迪，他的大城堡建好了。此刻艳阳高照，我们该回家吃午饭、睡午觉了。当小游乐场的围栏门在我们身后合上的时候，我回头望了一眼公园里的家长和孩子们，每个人都沉浸在自己的故事里：一位母亲正要查看学走路的孩子刚刚踢到东西的脚趾，一位父亲正在哄劝儿子大胆地从滑梯上滑下来，一个小宝宝认真地瞅着自己手指尖沾的一粒砂。他们的故事，又是从什么时候、在哪里开始的呢？

吃什么才对宝宝有益

我第一次意识到自己怀孕，是我站在超市货柜前的时候。

1周以前，我用"早早孕"验孕棒（包装盒上印着"最早可在受孕5天以内得知准确结果！"）检测过一次，但它显示是阴性。而此时此刻，我探身望着一盒盒冰鲜寿司，脑子里为了晚饭吃什么而举棋不定——辣味金枪鱼手卷？还是三文鱼黄瓜？——约翰站在我身边，有点袖手旁观的意思，问道："嘿，你这个月还没来例假吗？"我完全相信那根外表粉嫩可爱的验孕棒以及它冰冷苛刻的对照线，却把自古以来的可靠指标抛在脑后。我缓缓转头，和约翰四目相对，脑子里像漫画一样灵光迸现。"我的天哪！"我叫了出来。突然之间，全食超市（Whole Foods）的"啤酒及寿司"走廊拥有了截然不同的沉重分量。我们把购物车推回超市入口处，从头开始购物。从现在起，我们不再是为两个人而活，而是为三个人而活了，我们俩决心要把这件事干好。

　　然而，事情在转瞬之间复杂起来。在"酱汁及调味料"走廊逛到半路，我在一排花生酱前面停了下来。花生和其他豆科食物都是不错的蛋白质来源，我知道，但我好像读过一篇文章，说孕妇吃坚果会导致孩子出生后容易过敏。好吧，继续逛。这次购物车停在了一排昂贵的奶制品旁边，而我们又犹豫了。人人都知道奶酪富含钙质，对强健骨骼很重要。但是我曾经听说软质奶酪，或者说直接用原奶制作的奶酪，可能带有李斯特菌，这种菌会导致出生缺陷或造成流产。算了，继续向前。我们终于来到了令人垂涎欲滴的海鲜区，鱼儿安详地躺在冰床上，用它们晶莹剔透的眼睛向我们致意。我隐约记得，鱼类所含的饱和脂肪酸有助于胎儿脑部发育——可是，有一些鱼体内也带有汞和多氯联苯等有害污染物。

　　我们就这么走走停停地逛完了整个超市。仿佛在一瞬间，整个食物界被泾渭分明地划分成了好与坏、无害与有毒两个阵营，它们一个个地跳到我们面前来要我们做出判断。我们置身于现代科学的框架中左右为难，但感觉又有点像回到了远古时期：我们在从事狩猎和采集活动，单凭自己去找出哪些东西安全可食用。我们不再在森林里观察蘑菇，而是站在超市光鲜的货架前，仔细审查食品包装上精细的印刷。约翰和我面面相觑，困惑不已，超市逛完了，我们的购物车仍然空空荡荡。

　　就怀孕而言，日常生活中没有哪个方面比饮食改变得更突然了。许多有关食品安全的全新忧虑涌进了我们对一日三餐的考量。餐馆服务生和超市收银员变成了我的调查对象：奶酪经过巴氏杀菌吗？鱼肉是全熟的吗？蛋是流黄的吗？肉还有血色吗？越来越多挥之不去的疑问都源于一个信念：我吃下去的东西会变成孩子身体的一部分。这个想法时常以图文的形式出现——在我第一次怀孕期间，我从一个育儿网站上订阅了周刊。每周六，我都会从收件箱里读到一份消息，告诉我肚子里的宝宝目前的个头大小，而且总会用某些食物来比拟。孕9周的时候，订阅邮件告诉我，宝宝跟一粒葡萄差不多大小；孕17周的时候，变成了芜菁；孕19周，是一个"原生品种的大番茄"。隐喻渐渐清晰：你吃什么，你的宝宝就是什么，所以你得避免养出一个裹着劣质奶油的软塌塌的小蛋糕。

　　在初次怀孕的9个月里，在全食超市明亮而冰冷的货架走廊里感受到的那种焦虑不安始终困扰着我。我尽最大努力吃得健康些，但我仍免不了怀疑自己的选择，评估自己的失误，担心自己是否漏掉了什么关键的营养成分。当我第二次意识到自己怀孕的时候，所有的忧虑和迷惘再次向我袭来。进食不再是单纯的身体功能，更加不再是一种愉悦和享受；它变成了一大串令人忐忑的选项，一个会导致严重后果的举动，并且一天要重复三次。每当我打开食品柜或冰箱，问题就找上我了：孕妇吃下去的东西真的会影响胎儿吗？我们该怎样分辨好的食物与坏的食物？谁能给我把这件事讲清楚？

✦

在8月的一个炎热的上午，也是我第二次怀孕的第二个月，约翰陪着我按照之前预约好的时间去诊所与医生会面。产科医生来到检查室和我们打了招呼，她是一位利落又和善的女士，我的第一个孩子就是由她接生的。我跳上检查床，医生将B超探头放在我的肚皮上。在我身旁的屏幕上，一个被拉长了的形状闪闪烁烁地呈现在画面中。我看着它，实在没法不联想起一颗芸豆。"恭喜！你现在大约怀孕7周了。"医生收起仪器，带领我们走到她的办公室，递给我一叠厚厚的影印资料，其中大部分内容都是关于饮食的。我还没来得及翻一翻，医生便开口问话了。

"你每周吃几份鱼？"她问："几份奶制品？几份谷物粗粮？"我答得支支吾吾（说真的，谁来告诉我一"份"到底是多少），感觉自己撞上了一场必然不及格的考试。"在孕早期的3个月里，你需要增重3～5磅*，过了孕早期之后，每周增重约1磅，在整个怀孕期间，增重25～35磅**都是合理的。"医生继续说道。接着，她暂停了一会儿，然后目光直视着我。"现在，让我们系统地梳理一遍食品安全知识。"我拿出钢笔，开始做笔记：李斯特菌、

---

* 磅是美制重量单位，1磅约合国际单位450克。3～5磅约合1.4～2.4千克。——译者注

** 25～35磅约合11.3～15.9千克。——译者注

汞、多联氯苯、弓形虫……忽然，她的语声消失了，一波恐怖的浪潮叫嚣着席卷了我的神经。

"一个火腿三明治。"我嗫嚅道，对面的产科医生一脸难以置信。

"哎？不是——你再说一遍？"

"两周前野餐的时候，我吃了一个火腿三明治。"我的老天爷呀，我都干了些什么？冷切熟肉可能带有李斯特菌！那些三明治做好以后已经放几小时了！恐怖的吼叫声越来越大，我能感觉到自己脸上发烫，手心也在出汗。

"既然吃完以后你没有什么症状，你和宝宝应该没什么大事。"医生说道。虽然她面带微笑，可那笑容并不友善。

"不过，你今后必须注意。"

医生（还有其他许许多多同样对此感兴趣的人）长期密切关注着每个孕妇到底塞了哪些东西进自己嘴里。这种不寻常的关注不可避免地伴随着更多尝试，即通过操控孕妇的饮食去影响腹中孩子的天性。"由于人们对胎儿及其发育过程所知无几，因此他们就把注意力集中在自己能观察和控制的地方。"美国密歇根州立大学产科学与流行病学教授芭芭拉·卢克（Barbara Luke）如是说，她的研究方向是孕妇饮食的历史变迁，"如果我们读一读千百年来给予孕期女性的规训，会发现其中有许多内容涉及她们的饮食。"[1]

在古代确实如此。"孕妇首先应避免饱足。"公元2世纪时的内科医生盖伦（Galen）这样叮嘱，"婢女及其他穷苦女人没有给定分量之外的食物可以填肚子"，但是她们"顺利达到了生产的时刻，轻松地分娩，生出来的孩子也白白胖胖"。最后，盖伦略有点正义凛然地总结道："孕妇应当好好学习这一课。"[2]其他古代医学文献也纷纷警告孕妇，不应进食油腻、甜、酸或"容易胀气"的食物，并敦促孕妇保持饮食的"温和节制"且"有益健康"。

连古代犹太教经典旧约全书中的神明也加入了这场行动。在《士师记》中，天使在后来成为参孙母亲的女人面前现身，警告她："汝不得饮酒，亦不得饮浓烈的饮品，不得食不洁之物。以神之名，汝将受孕，产下一子。"除此以外，一代代产婆和其他传统医疗人士都会为孕妇提供饮食建议，这些建议当中的一部分是常识，另一部分属于迷信。比如，孕妇应随着孕程的进展加大食量，孕妇应平衡摄入"热性"食物与"凉性"食物。[3]

19世纪晚期，研究者终于将注意力转向了孕产科学，逐渐开始为孕期妇女提供饮食方面的科学意见。1889年，德国汉堡的产科医生路德维希·普罗霍夫尼克（Ludwig Prochownick）发表了第一篇有关孕期饮食的研究论文。[4]与同时代的许多医生一样，普罗霍夫尼克十分关心胎儿过大带来的分娩困难问题。许多女性因为童年时营养不良而导致成年后骨盆狭窄，在那个安全的剖宫产方法尚未问世的时代，试图从狭窄的骨盆中娩出过大的胎儿往往会引发悲惨的身体创伤，甚至导致母亲和孩子双双丧命。对此，普罗霍夫尼克提出的解决方案是严格限制孕期饮食：高蛋白、低热量（特别是碳水化合物）、少盐、少饮品。他在三名孕妇实施这一方案的过程中进行了观察，宣称这个办法"生产"出了易于分娩的较小的婴儿。

美国的产科医生继承了普罗霍夫尼克的饮食方案，并在20世纪的前几十年里加以改进，发展出各种各样的版本，教育孕妇应当吃奶油拌柠檬汁、鲱鱼籽、牛奶（每天要喝大约2升）以及产自小羊羔和小牛犊的"嫩肉"。当然，也少不了规定孕妇不该吃的东西：甜食、咸食。一位来自费城的医生还让孕妇不要吃"那些低等的蔬果"。[5]和普罗霍夫尼克一样，美国的医生也担心分娩困难问题，因此指示自己的病人务必严格控制体重，通常增重不能超过6.8千克。"医学界相信，无论孕妇怎么吃，胎儿都能正常发育，不受影响。"[6]加州大学伯克利分校的公共卫生学教授芭芭拉·艾布拉姆斯（Barbara Abrams）——她也是一位孕妇饮食方面的研究专家——评论道："主流观点认为胎儿是'完美的寄生者'[7]，可以从母体获得所需的一切养料。"

随着时间的推移，避免孕期显著增重成了许多医生的第一信条，这种观念进而传递到病人心中。"在20世纪40至50年代，我们一直非常严厉地警告怀孕妇女不要增重太多。"艾布拉姆斯教授对我说："我母亲曾养成习惯，在去见她的产科医生之前，会把自己饿一顿。在俄亥俄州的寒冬里，她穿着凉鞋和夏季连衣裙去诊所，因为她非常害怕医生在她称过体重之后大发雷霆。"到了20世纪60年代，这种苛刻的体重规定终于出现了松动的迹象。

若干大型研究显示，孕期营养摄入充足的妇女产下的婴儿更为健康。医生逐渐开始鼓励自己的病人跟随自己身体给出的信号，而不是体重秤上的示数去决定食谱，"想吃就吃"。

然而，这样的缓和态度持续的时间并不长。近年来，仿佛古老的路德维希·普罗霍夫尼克忽然回魂来造访我们，医生和科学家都重新开始强调孕期增重过多的问题。统计数据显示，他们的担忧是有道理的：在美国的育龄女性中，有2/3的人体重属于"超重"范畴；[8]在美国境内分娩的女性当中，有1/5的人属于"肥胖"范畴*。[9]一项2009年的研究显示，高达73%的美国孕妇未能实现医生和科学家建议的增重目标，原因在于大部分本已超重的女性孕期增重太多。[10]

在普罗霍夫尼克的那个年代，分娩困难是一个大问题。超重的孕妇较易出现产后综合征，[11]也较常求助于剖宫产。[12]而到了今天，围绕着体重，专家产生了更多的担忧。人们刚刚开始意识到，一个体重超重的孕妇所提供的宫内环境可能在分娩之前就对胎儿造成了不良影响。比如，近期多项研究发现，超重或肥胖妇女的子女带有出生缺陷的概率较高（无论这些出生缺陷的具体种类是什么，它们无一例外都起源于受孕当时或孕程早期）。

---

*衡量体重是否健康的通行指标是身体质量指数（body mass index），简称BMI。其计算方法是BMI＝体重（千克）÷身高（米）^{2}。根据世界卫生组织的标准，BMI低于18.5属于过低，高于25属于超重，高于30属于肥胖。——译者注

2007年，《儿童与青少年医学文集》（*Archives of Pediatric and Adolescent Medicine*）上发表了一篇研究，肥胖母亲的子女身体缺陷的发病率是其他孩子的2倍之高。[13] 2009年，一项该领域中规模最大的研究报告称，超重（但未达到肥胖标准）的女性产下带有心脏缺陷的婴儿的风险比其他女性高15个百分点。[14]

　　还有更棘手的。超重或肥胖妇女以及在孕期增重过多的妇女，所提供的孕育条件很可能促使子女将来出现肥胖问题，科学家将这种情形叫作肥胖的"代际传递"。哈佛大学医学院在2007年进行的一项研究纳入了1044对母子，结果发现，母亲在孕期增重较多与孩子3岁时体重较重存在相关关系。[15] 那些孕期增重超过医学指导意见（产科建议增重11 ~ 16千克）的女性——以及孕期增重合乎指导意见的女性——所生子女在1岁时体重超重的可能性，是那些孕期增重低于指导意见的女性所生子女的4倍。后来，这一研究团队又发表了一项研究，指出这一风险关系在子女成长到青春期时依然存在：与母亲孕期体重增长适中的子女相比，孕期增重过大的母亲的子女在十几岁时体重较重，肥胖率也较高。[16]

　　当然，孩子们的后天饮食习惯和先天遗传素质都可能深深受到母亲的影响，那么我们如何得知是不是产前宫内环境在发生作用呢？一些研究者找到了一种非常聪明的办法来澄清这个问题。他们将母亲在肥胖时生育的子女和母亲做完减重手术后生育的子女进行比较——同一个母亲，不同的宫内环境。《儿科学》

（*Pediatrics*）于2006年发表了一项研究，数据显示母亲接受减重手术之后孕育的子女的肥胖率比她们肥胖时所生孩子的肥胖率降低了52个百分点。[17]尽管这些孩子仍然继承了原本肥胖的母亲的基因，但是他们变得肥胖的可能性与总体人口相等。这一研究团队在2009年发表了另一篇报告，结果表明母亲减肥成功后生育的子女不仅出生体重低于自己母亲肥胖时生育的哥哥姐姐，今后发生严重肥胖问题的可能性也只有哥哥姐姐的1/3。[18]

"这两类孩子虽然是一母同胞，但他们在生理上截然不同。"[19]这两篇研究的作者之一，纽约州立大学下州医学院教授约翰·克拉尔（John Kral）总结道："母亲接受减重手术之后所孕育的子女的身体以一种较为健康的方式处理着脂肪与碳水化合物，而同一个母亲体重超重时孕育的子女的身体却不是这样做的。"也就是说，前一类孩子出生前所处的宫内环境让他们的新陈代谢机制变得正常了。克拉尔认为，在肥胖的代际传递问题上，宫内环境可能与遗传基因和饮食习惯同样重要。若果真如此，他补充道："一位肥胖的女性在受孕之前减重，无异于为子女未来的健康进行了一次明智的投资。"

孕妇身上多余的体重究竟如何设定了孩子将来的体重，其中的原理我们尚不明了。或许，宫内环境导致胎儿身体的成分——脂肪与肌肉的相对比例——发生了具有长期影响力的变化。或许，它永久地改变了胎儿的胰腺功能，而胰腺负责制造消化糖分的胰岛素。约翰·克拉尔等人在2009年的研究中确实观察到，那些母亲在肥胖时所生育的孩子，其身体未能高效运用胰岛素。又或许，它影响了胎儿出生后调节食欲和新陈代谢的方式——重新设定了孩子的饱足点，令其在进食达到某个分量时就感到满足。在2009年的研究中，克拉尔等人也发现，在母亲肥胖时孕育的孩子的身体中，两种调节食欲的激素——瘦素（leptin）和生长素释放肽（ghrelin，也叫饥饿激素）——的水平都不理想。

动物研究则提供了另一种可能的解释：女性在怀孕期间的食物选择可能影响了孩子出生后的食物偏好。2007年，在《不列颠营养学期刊》（*British Journal of Nutrition*）上发表的一项实验研究中，伦敦皇家兽医学院的斯蒂芬妮·贝约尔（Stephanie Bayol）及其同事准备了一批处于孕期和哺乳期的大鼠，然后用单纯的鼠粮或鼠粮加不限量的垃圾食品分别喂养这些大鼠。[20]"我们特地到超市里选来了人类爱吃的东西，像薯片、果酱甜甜圈和巧克力豆麦芬蛋糕。"贝约尔对我说："那些大鼠尤其喜欢棉花软糖。"

在这批大鼠产仔后10周，研究者让幼鼠自行选择鼠粮或垃圾食品。那些出生前通过母体暴露于垃圾食品的幼鼠与出生前母亲只吃鼠粮的幼鼠相比，前者过量进食的可能性比后者高出了95个百分点，每天平均摄入的热量比后者高出了22个百分点。对于富含蛋白质的鼠粮，前者几乎碰也不碰，一心埋头于甜食之中，体重比后者高出了25个百分点。贝约尔认为，这些大鼠幼崽通过胎盘和母乳接触到糖、盐和油脂，这一点影响了它们大脑里奖赏中心的发育，使得它们偏好富含糖、盐和油脂的食物。同样的情形也发生在人类身上吗？贝约尔感到，答案应当如此。"母亲在孕期常吃垃圾食品，会导致她的孩子出生后也爱吃垃圾食品，进而容易变得肥胖。我们需要考虑这种可能性。"

结束了对贝约尔的电话采访，我必须赶紧处理一下最近驻扎在我胃里的那种不适感觉了。现代社会充斥着各种不切实际的纤瘦形象，女性早已深受其害，许多人为此深深陷入有害健康的饮食习惯。出于对增重的强烈恐惧，食物开始被贴上道德标签：生胡萝卜和低脂酸奶是"好"的，曲奇饼干和巧克力是"坏"的。而此时此刻，在对漂亮腰线造成威胁之外，食物似乎还会给子孙后代的健康带来危险。人们不需费力，便可想到上述研究结果必将给准妈妈内心有关饮食的沉重情绪负担再加一份愧疚感。我连媒体的头条标题都拟好了，就叫"别让自己胖，否则孩子一定胖"。[21] 如此这般，舆论将再一次向公众灌输：孕妇是胎儿的危险源，她们咽下的每一口食物，都是一颗舌尖上的定时炸弹。

但是，我们也可以换一条理解孕期饮食的思路：它是一次分享，甚至是一种培养。研究指出，胎儿发育较成熟后，能够在子宫里体验到味道和气味。孕7个月大的胎儿的味蕾已经发育完全，嗅觉感受器也可以发挥作用了。母亲的饮食所包含的各种风味将通过一定的方式进入羊水，而胎儿总是在吞咽羊水。孩子出生以后，他们能够识别那些熟悉的味道，并且偏爱那些味道。2001年，费城莫内尔化学感受研究中心的心理生理学家朱莉·门内拉（Julie Mennella）做了一项实验，请一组处于孕晚期的孕妇饮用胡萝卜汁，而另一组孕妇则饮用清水。[22] 6个月后，研究者给这些孕妇所生的婴儿喂食用胡萝卜汁调和的米糊，并用摄像机记录他们进食期间的面部表情。结果显示，与仅饮用清水的孕妇的子女相比，曾饮用胡萝卜汁的孕妇的子女进食胡萝卜味米糊的分量更多，看上去也更喜欢这种味道。

　　实际上，针对不同哺乳动物的多项研究都显示，幼崽偏爱它们在母亲腹中或母乳中体验过的味道。[23] 如果怀孕的兔子吃了香气四溢的杜松子，那么它们生下的幼兔就会对这种美味的食物狼吞虎咽；[24] 如果怀孕的田鼠吃了茴香，那么它们生下的幼鼠则会对这种好吃的食物大快朵颐；[25] 如果研究者给实验室里怀孕的大鼠喂食巧克力、朗姆酒以及核桃，那么它们生下的幼鼠也会爱上这些味道。[26] 门内拉认为，这样的偏好蕴含着高度的适应性。"母兽通过在孕期和哺乳期摄入的食物向自己的孩子传递信息，告诉它们'进食这些东西对我们来说是安全的、有益的'。"[27] 就人类而言，这样的信息不仅涉及安全，还包含社会文化，因此意义更为深远。每个具体的饮食体系使用的特殊香料和形成的独特风格很可能在人们出生之前就进入了他们的生命体验，从而用人类文化中最强有力的表达方式——食物——对个体进行了启蒙。"人们常常建议女性在怀孕期间多吃清淡的食物，但是食物的风味恰恰是孩子们即将步入的这个世界里非常重要的一部分。"门内拉说，

"通过孕期或哺乳期的饮食，母亲将自身文化中有关味道的规则传授给了她的后代。"

对羊水和乳汁成分的分析已经检测到了多种多样的食物味道，比如蒜、咖喱、孜然、葫芦巴、薄荷以及香草等。[28] 在法国东部的阿尔萨斯地区，具有用味道类似甘草的八角去调制糖果、曲奇和饮品的烹饪传统。位于法国第戎的食品科学欧洲研究中心于2000年开展了一项实验，研究中心总监伯努瓦·沙尔（Benoist Schaal）测量了一批新生儿对八角气味的反应。[29] 其中一些新生儿的母亲在孕期经常摄入含有八角的食物和饮品，而这些孩子在他们出生的第一天就表现出了对八角气味的喜爱；在他们出生的第四天，这样的偏好仍然存在。另一些新生儿的母亲在孕期从未接触过八角，而这些孩子出生后对八角的反应是中性的，或干脆表现出厌恶。"婴儿出生的时候，并非白纸一张。"门内拉表示，"已经有相当丰富的感官体验烙印在他们身上，而对这些体验，我们的探索才刚刚起步。"

在8月的这个傍晚，我反复思索着门内拉的话。气温太过炎热，开火做饭成了一件苦差，于是约翰和我又一次从街角那家我们俩最爱的泰国餐馆叫了外卖。我用勺子扒拉着盘子里香喷喷的槟城咖喱配鸡肉和青翠的豆角，脑子里一点也没想到计算热量和营养配额，而想的是我未来的宝宝此刻正在接触的这种独特饮食：21世纪纽约曼哈顿人的日常菜单是用万国语言写成的——印度菜、墨西哥菜、中国菜、意大利菜、美国菜——下一个路口，就是缤纷世界。

✳

　　考虑到医学界对孕妇过量进食源远流长的严重关切，有一件事令我非常惊讶：迄今为止，关于孕妇饮食对孩子有何长期影响的大部分知识都源于一批食物很少——实在少得可怜——的孕妇。1944年秋，在第二次世界大战结束前最黑暗焦灼的时刻，德国军队封锁了荷兰西部地区，切断了所有的食品供应。[30] 紧随着纳粹的占领而来的，是几十年里最严酷的寒冬，气温低到运河河水完全冻结成坚冰。食物变得无比珍贵，许多荷兰百姓仅靠每日约 500 大卡 * 的热量摄入维持生命，这样的摄入量只相当于战争爆发前的 1/4。食物短缺从数周延长到数月，有些百姓为了求生，不得不用郁金香的花苞果腹。1945年5月初，政府精打细算分配的食物储备终于彻底耗尽，大饥荒的幽灵在人们头顶疯狂咆哮——就在此时，纳粹的占领结束了。1945年5月5日，盟军解放了荷兰。

　　这一事件后来被称为"饥饿严冬"，大约 10 000 人因此丧命，由于挣扎在生死边缘而在健康方面留下了后遗症的人则更多。但是，还有一批人也受到了"饥饿严冬"的影响——纳粹占领期间尚在母亲腹中的 40 000 个胎儿。严重的孕期营养不良迅速反映

---

* 500大卡约为2092千焦。——译者注

在各种异常情形发病率的攀升上，包括死产、出生缺陷、低出生体重和婴儿死亡率。而另一些影响则需要数十年才能显现。在荷兰阿姆斯特丹的学术医学中心，流行病学专家特莎·罗斯布姆（Tessa Roseboom）及其同事收集了800多人的资料，他们的胎儿期均处在纳粹占领期间，也就是说，这些人目前都已经六十多岁了。我通过电话采访了罗斯布姆，以进一步了解"饥饿严冬"里的胎儿的命运。

"我们的研究显示，在纳粹占领期间怀孕的妇女所生的人口后续患上肥胖、糖尿病、心脏病的概率显著高于受孕期间外界环境正常的人口。"罗斯布姆对我说："在子宫内处于营养不良的条件下，似乎对他们的健康造成了长期的负面影响。"[31]在胎儿期忍饥挨饿的经历从诸多方面改变了这些人的身体：他们的血压较高，胆固醇类别构成较差，葡萄糖耐受能力较低，而这恰恰是糖尿病的前兆指标。罗斯布姆等人发现，孕期营养缺乏的具体时机很重要：在孕中期到孕晚期营养不良的人群患糖尿病的风险尤其高，而母亲如果在刚刚受孕的阶段挨饿，生下的子女患心脏病的风险则是一般人的3倍。

"在饥饿严冬期间怀孕的女性所经历的食品短缺是非常极端的。"罗斯布姆评价道："但换句话说，它在某种意义上提供了一个十分理想的实验条件，允许我们检验妇女的孕期饮食会对其后代产生长期影响这一观点。"纳粹占领期的时间起止划分得相当明确：从1944年10月至1945年5月。德国军队封锁区域内的所有人口都受到了影响：无论年幼或年老，无论富贵或贫穷。而且荷兰将每一位公民的详细医疗记录都一丝不苟地保存了下来。从这场被研究者称为"悲剧性的实验机遇"[32]的事件中，科学家们逐渐摸索出了头绪，去解答胎儿期营养状况的影响是否会持续终生的疑问。

但是，罗斯布姆等人震撼医学界的研究结果对戴维·巴克（David Barker）来说并不新奇。早在30年前，作为英国内科医生的巴克就注意到了一些奇怪的地域现象。他发现，在英格兰和威尔士最贫穷的地区，心脏病的患病率最高。当时，医学界普遍认为心脏病是一种"富贵病"——源于吃得太好却动得太少的生活方式。所以，巴克对这种地域上的高相关性感到非常好奇。对此迷惑不解的他决定开展调查。他和他的研究团队开始在全英国搜寻古早的出生记录，他们四处查找，不放过每个阁楼、工棚、车库、锅炉房，甚至是被洪水浸泡过的地下室。终于，他们在东赫特福德发现了包含数万份生于19世纪和20世纪之交的婴儿的出生记录大宝藏，是由挨家挨户上门照料新生儿的看护们用手写的方式积累起来的。随后，巴克等人追踪了其中15 000条记录所示的婴儿——当然他们此时都已迈入老年——将他们的出生体重（这是衡量胎儿期营养水平的大略指标）和后半生的健康状况做了比较。

二者的关系一目了然，毋庸置疑：出生体重较轻的那些人在中年时患心脏病的风险较高。"这一初步的研究结果让我们感到十分惊喜。"巴克如是写道:"许久以前在农舍和排屋里,看护们在蜡烛和提灯昏黄摇曳的火光中,用最简陋的秤称量出的婴儿体重,预测出了人们在50年后是否会患心脏病。"[33]

巴克的研究结果初次发表于1989年,却未受到内科同行以及研究者的重视。当时,科学家正在努力证明心脏病与成年后的生活方式之间的关系,比如吸烟、缺乏锻炼和饮食油腻等。对于寻找特定遗传基因和心脏病发病之间的联系,人们也抱有很大热情。在这种时代背景下,巴克提出这种疾病可以追溯至个体在母亲腹内的经历,便遭遇到了怀疑,甚至讥笑。不过,巴克坚持自己的看法,不仅没有退缩,反而把接下来的几十年都投入对这一联系的深入探索中。其他人有多鄙夷这一观点,巴克就有多坚信这一观点。渐渐地,人们将其称为"巴克假说"。

幸而随着时间的推移,巴克的不懈努力开始扭转人们的看法。在赫特福德出生记录研究报告问世之后,又有十几位科学家发表了类似的研究,其研究对象涵盖多种多样的人群:欧洲的、亚洲的、大洋洲的、非洲的,还有北美洲的。[34] 尽管尚未有定论,但众多证据相当扎实,足以支持巴克的观点,令许多最初对此抱有怀疑的人渐渐信服。哈佛大学医学院的流行病学专家珍妮特·里奇-爱德华(Janet Rich-Edwards)原本试图证明巴克的理论是错的,她为此调用了来自护士健康研究的数据,这是一项她亲自实施的长期调查,其中收集了超过12万名美国护士的健康状况数据。"起初,我非常怀疑这种胎儿期起源假说。"[35] 里奇-爱德华坦诚道："我和公共卫生领域里的其他研究者有着同样的偏见，我们都认为，是个体身上当前的风险因素——而不是其胎儿期发生的那些事情——决定着一个人的患病概率。"然而，她继续说道："没有什么东西比你亲自处理的数据更能改变你的观点了。"里奇－爱德华本来以为只要控制了护士的成年后的生活方式和社会经济地位这两个要素，低出生体重和心血管疾病患病风险之间的关系就会消失。"可是二者的联系几乎没有发生什么变化。"她说："而且这样的研究我们反反复复做了至少25次。这是该领域里最难以撼动的可重复研究结果之一。"就这样，巴克假说逐渐赢得了广泛的认同，巴克再也不是孤军奋战了。

　　为什么这个人可以如此执拗地否定传统观念呢？我不禁对他产生了好奇。这天上午，我终于在曼哈顿中城的一家酒店的大堂里见到了巴克医生，他来纽约参加一个有关围生期问题的专家会议。71岁的巴克医生个头敦实，浑身上下透着一股强大的气场，时而耍耍冷幽默，时而乖戾地懒于应对。我们在酒店的一个空会议室里落座，面前的圆桌上已摆好了一罐冰水。

　　"为什么胎儿期营养不良会导致中年后患上心脏病呢？"我问道。

　　"一种解释是胎儿在恶劣条件下做出了最佳选择。"巴克回答："营养稀缺的时候，他们把营养物质输送给真正重要的器官——脑——而非心脏或肝脏等其他器官。"[36]他说，这样的选择确保胎儿在短期内能够继续存活，但是到了生命的后半程必须为此付出代价，即早期被剥夺了营养供给的心脏将变得易于患病。

"但我相信这并非全部理由。"巴克继续解释说："我认为与此同时，胎儿也在从宫内环境中提取线索，并据此调整自己的生理特性。他们让自己的身体做好准备，以面对他们在胎膜外面将要面对的那个世界。"巴克表示，借助孕期内外界环境对宫内世界的参与和影响，胎儿调节着自己的新陈代谢以及其他生理机能以提前适应——从埃塞俄比亚荒芜的沙漠到曼哈顿食品丰盛的全食超市，莫不如此。

胎儿未来健康的基础是母亲的孕期饮食。根据巴克的讲述，怀孕女性的一日三餐构成了特定的故事，可能是关于食物充足的神话传说，也可能是关于食物短缺的残酷编年史。这些故事向胎儿传达着信息，胎儿根据这些信息来组织自己的身体结构及功能，这种对外界主要环境条件做出的适应有利于胎儿将来出生后的存活。巴克还强调，面对生存资源严重受限的情况时，体格较小的孩子由于需要消耗的能量较少，反而有较大的机会活到成年。由此推论，当孕妇"讲述"给胎儿的故事不稳定、不可靠时，才是真正的问题所在。比如，一个胎儿受到母亲饮食的引导，预期外部世界食物短缺，出生后却面对一个物产丰饶的环境——这正是孕期处于饥饿严冬的荷兰人的遭遇。巴克指出，这批人在肥胖、糖尿病和心脏病方面的高患病率就是错位的故事带来的结果。原本为了紧握住每一卡路里热量续命而养成的身体，在出生后却浸泡在热量过剩的战后西方饮食的海洋里。

　　如果我们把眼界放大，就会发现类似的情况正在印度等发展中国家重演。[37]在这些地方，母亲怀孕时挣扎于温饱线上，孩子却成长在一个西方饮食随处可得、平均每8小时麦当劳就新开一家门店的世界里。巴克和其他一些研究者都发现，出生体重低但体重增长迅速的婴儿长大后患心脏病的概率尤其高。"在这些国家里，我们观察到冠心病正在流行，它将很快成为全世界最常见的致死原因。"巴克对我说："今天的低体重婴儿，明天将成为心脏病的牺牲品。"

　　尽管在刚刚开始进行调查研究的那个年代，巴克还没听说过表观遗传学——这是一门关于遗传基因的功能如何开启或关闭、增强或减弱的科学——但是如今的我们都已知道，表观遗传学有助于解释孕妇的饮食如何对后代产生长期影响。改变基因表达的途径之一就是借助一组叫作甲基的化学基团。甲基与基因结合，可以使得基因的功能开启或关闭。特别是在孩子尚处于子宫内的时候，母亲的行为——或饮食——可以将胎儿的特定基因"甲基化"，从而改变这些基因的表达。2003年，杜克大学的科学家兰迪·杰托（Randy Jirtle）和罗伯特·沃特兰德（Robert Waterland）用一个惊人的实验研究向人们展示了这一切。[38]

　　他们准备了两组刺豚鼠，这类动物皮毛呈黄色、躯体肥胖，容易罹患糖尿病和癌症。若是倒回到几十年前，我们会认为这些动物及其子孙后代必然表现出上述特性，因为它们的基因一直如此。但现在我们明白了，刺豚鼠之所以有这样的外表特征和生理特点，是源于某个具体的基因——姑且叫作刺豚鼠基因——总是得到了表达。在这些刺豚鼠身上，刺豚鼠基因被激活了。据此，杰托设想：也许我们可以试试关闭这个基因。

他用常规饲料喂养了一组怀孕的刺豚鼠。而另一组怀孕的刺豚鼠吃的是富含甲基的食物，即一些能够让体内可用的甲基变多的营养饲料。前一组幼鼠出生后，和它们的父母同样长得黄黄的、胖胖的，并且具有同样的患病倾向。而后一组母亲吃营养饲料的幼鼠却生得截然不同：它们的皮毛是棕色的，体形苗条，并且没有父母那样的患病倾向，看起来更有可能保持健康。它们的遗传基因并未改变，体内仍然携带刺豚鼠基因，但它们的表观基因改变了——出生前的营养供给拨动了这一开关。而在人类身上，母亲的孕期饮食可以修改胎儿的表观基因，从而影响子代未来的健康与福祉。对此，科学家们的认识刚刚开始。

走出酒店里冰凉黯淡的光线，回到阳光刺眼、热浪滚滚的喧闹街头，我想起我第一个孩子的出生体重。我还记得护士在他的小床床头插了一张卡片，上面承载着他人生中的几个关键数据：西奥多·保罗·威特，生于2005年12月4日下午8点55分，体长53厘米，体重3.8千克。犹如被遗弃在门廊上的孤儿襁褓里掖的纸条，或别在帕丁顿玩具熊外套上的名签，这寥寥的几个数字就是我们对这个孩子的全部了解。他的出生体重真的能告诉我有关他未来人生的信息吗？巴克对此的答案是肯定的，但出生体重与心脏病之间的关系是相对的，不是绝对的。"一个8磅*重的新生儿将来患心脏病的风险比一个7磅**重的新生儿低，而这个7磅重的孩子的患病风险又比一个6磅***重的孩子低，以此类推。"巴克如是说。但他也强调，出生体重超过平均体重太多的新生儿在中年之后患心脏病的风险也较高，"在这场竞赛中，人们最想得到的名次不前不后，就在正中间。"

有许多潜在原因可能导致低出生体重：孩子早产或者是多胞胎之一；母亲在孕期吸烟，或她的胎盘功能不佳。但低出生体重的一个主要原因仍是营养供给不足，而且巴克研究发现，育龄女性普遍存在营养不良的情况，即便是经济上并不困难的女性也如此。目前，他正在进行一项叫作"南汉普顿女性调查"的研究，其中涵盖了超过12 000名居住在英格兰南部的年轻女性。巴克的团队评估了这些女性在怀孕之前、期间和之后的健康习惯，结果发现"只有一小部分女性遵照营养和生活方式上的建议为怀孕做好了准备。"[39]而且有相当多不健康的习惯在孕期内一直持续。巴克发现，调查中的受孕女性有将近一半报告自己每周吃的水果和蔬菜少于5种。

关于母亲饮食对后代的长期影响，我们仍有许多问题待厘

---

* 8磅约合3.6千克。——译者注

** 7磅约合3.2千克。——译者注

*** 6磅约合2.7千克。——译者注

清。但是，有一件事可以肯定：将胎儿视作完美寄生者，认为其绝对不会受母亲饮食影响的观念已经被抛到了有关人类孕育知识的历史垃圾堆里。现在我们知道，孕妇摄入的饮食确实影响着腹中的胎儿，但关于怎样影响、在多大程度上影响，人们还在激烈地争论着。

在我的脑海里，这场争论已然化作一幅图像降临到舞台中央，这是一幅每天上午11点左右就会来诱惑我（怀孕以后，我的午饭时间提早了一点）的画面。金枪鱼沙拉配黑麦——我梦中的午餐。在那令我垂涎欲滴的想象中，红润的金枪鱼肉上包裹着柔滑的蛋黄酱，再配上香喷喷、脆生生的鲜芹菜，要是能咬上一口，整个人都精神了！还有，别忘了铺几片季夏时节熟透了的红番茄，切得厚厚的，好让足够多的汁水流溢在生菜细密的叶脉间。说真的，吃这么一份三明治本是一件很简单的事。鱼肉中脂肪较少，却富含蛋白质和铁。人类食用鱼肉的历史已逾万年，我们喜欢吃鱼，很少听说它对身体有什么害处。怀孕之前，没心没肺的我每周至少要吃两次像这样的三明治。可现在，当然，我是一个孕妇，吃鱼再也不是一件简单的事了。如今，我对金枪鱼沙拉三明治的幻想遇到了层层阻碍——文化压力、政治考量以及诸多令人无所适从的科研发现——这些因素聚合在一起，让孕期饮食沦为一项充斥着担忧和焦虑的活动。

面对鱼类食物，怀孕女性的忐忑不安源于一个现实问题，即全世界范围内供应的许多食用鱼类都受到了甲基汞的污染。甲基汞可以是一种工业产物，也可以是诸如火山爆发或森林大火等自然事件的产物。在成年人类体内，汞会经由胃肠道被迅速吸收到血液当中，然后随之进入大脑，并积累下来，毒害神经。关于汞对人体的危害能到达何种程度，1956年发生的著名历史事件可以作为例子加以说明。当时，在日本水俣湾的一个渔村，有十几人患上了奇怪的病症。起初，他们手脚麻木，无法抓握小物件，走路跌跌撞撞。没过多久，他们的听觉和视力都出现了问题，其中一些人还发生了严重抽搐或陷入昏迷。后来，人们将这种病症命名为"水俣病"[40]，而居民患上水俣病的原因最终也被查明：一家化工厂将废水排向了水俣湾。工厂废水里的汞被海湾里的鱼类吸收，而鱼类恰好是渔村人的主要食材。

不过，在水俣病事件中受害最严重的要数在胎儿期里其母亲食用过受污染鱼类的那些人。长大后，其中一些病人于1972年前往瑞典斯德哥尔摩，出席了第一届联合国环境大会，向全世界展示了正在不断恶化的汞污染的后果：口齿不清、聋、盲、智力发育迟滞和脑瘫。

但是，对于只需少量的汞即可危害人类胎儿的认识姗姗来迟。1986年，新西兰的研究者报告，若孩子因母亲在孕期食用鱼类而在宫内接触中等剂量到高剂量的汞，他们出生后在4岁和6岁时发育测验和认知测验的得分都较低。[41] 1997年，科学家在丹麦的法罗群岛上发现，若母亲的孕期饮食导致胎儿接触汞，那么这些孩子7岁时在记忆、注意和语言方面就会表现出缺陷。[42] 2000年，美国国家科学院受国会委托进行研究，评估汞带来的风险。[43] 研究报告称，"食用大量鱼类和海产的孕妇所生的孩子是风险最高的人群。"报告还强调，"这一风险足以导致跟不上学习进度、必须额外补课或需要特殊教育的儿童数量增多。"

终于，到了2001年，美国食品药品管理局（Food and Drug Administration，简称FDA）针对怀孕妇女发布了官方建议，警示孕妇应避免食用鲨鱼、剑鱼、马头鱼等，并且应当从整体上减少海产品的摄入。美国的女性听从了这一指导意见：哈佛大学医学院的一项调查表明，美国食品药品管理局公布这一官方建议后数月，孕妇的鱼类食用量减少了18个百分点，即平均每月减少摄入1.4份鱼类（"1份"鱼类食物相当于85~140克鲜鱼，或85~110克金枪鱼罐头）。[44]

接下来发生的事件则充分表明人们围绕孕期饮食展开的是一场拖泥带水的拉锯战。一批新的研究报告涌现，纷纷强调海产品中包含的一种叫作ω-3的脂肪酸对胎儿的脑组织发育有多么重要，以及孕期吃鱼太少会带来怎样的危险。"ω-3脂肪酸对于中枢神经系统的发育至关重要，而孕期摄入海产品不足可能导致胎儿体内缺乏这种关键的营养物质。"[45] 约瑟夫·希波尔恩（Joseph Hibbeln）这样对我说道。作为美国国家卫生研究院的科学家，希波尔恩于2007年在顶级医学期刊《柳叶刀》（*Lancet*）上发表了一项研究。他发现，孕期内的低海产品摄入量意味着孩子言语智力分数较低、社会交往出现问题以及精细动作能力较差的风险上升，并且二者的相关关系从孩子6个月大时到8岁时都成立。[46]（表现出这类"次优结果"的孩子，其母亲在怀孕期间每周摄入的海产品少于340克；而340克尚不足美国食品药品管理局发布指导意见后哈佛医学院调查的那些孕妇的海产品摄入量的一半。也就是说，许多孕妇的鱼类食用量都低于理想标准。）与这一团糨糊的信息风暴搅和在一起的，还有食品工业集团对海产品安全性的提升，社会团体对汞污染风险日趋尖锐的警报。而我们的新闻媒体则把这一切裹上了层层煽情的描写。

　　孕妇到底该怎么办？我一头扎到文献堆里，强劲的水流一会儿把我往这边推——"鱼类最棒！"——一会儿又把我往那边推——"汞很危险！"最终，我带着一个似乎显而易见的结论浮出水面：要吃鱼，多吃鱼，但别吃那些含汞的鱼。然而这句话做起来可比听起来难得多。就我个人而言，鱼，意味着粉嫩可爱的金枪鱼厚切片或是柔滑绵软的剑鱼薄切片（令我垂涎欲滴的金枪鱼沙拉三明治当然也算）。可现在，我得做好功课，跟其他海中居民们至少混个脸熟：食物链底端的小鱼、黏附在海底的有壳类，以及从不欺负其他海洋动物的植食性鱼类。没过多久，我就成了一本"鱼类烹饪小百科"：沙丁鱼配黄油煎过的切片面包适合当早餐（再来份炒蛋，味道就绝了）；薄脆小饼干抹上第戎芥末酱，搁点儿鲱鱼，就是不错的点心；晚饭适宜热少许黄油，撒上蒜末和红辣椒末，把大虾用小火嫩炒一番。鲶鱼，可以裹上面包糠送入烤箱直至其色泽金黄；罗非鱼，用杧果味的墨西哥式番茄酱腌一腌，足以振奋它原本寡淡的风味。最妙的是鳀鱼，可以随意搭配：意大利式橄榄番茄酱或罗勒松子青酱都很棒，要么就简简单单加上蒜和油拌一盘意大利面也行。我一边挤出柠檬汁，撒上胡椒粉，将雪白的比目鱼片狼吞虎咽，一边在想：谨慎入口，也可以不失美味嘛！

一想到这句话，我突然吃惊地意识到我从前居然忘了它。有关孕期饮食的立场是如此缺乏包容性，以至孕妇和食物之间原本并不复杂的关系也被扭曲了。迄今为止，吃，一直是我人生中至高无上的乐趣：安心舒适与热血冒险，生理的供给与情绪的滋养，都盛放在碗碟里端上餐桌。由于体质方面的特殊原因，我不必像我的许多女性朋友一样每日为体重秤上的数字战战兢兢。我姐姐萨莉和我从小都瘦得像豆芽菜一样，夏令营的教官为此把我俩归入了"牛奶曲奇俱乐部"。每天午饭后，当其他孩子在营房里小睡的时候，老师就会领着萨莉、我，还有其他几个干巴瘦的小朋友去食堂，给我们加一顿甜点。食堂厨师的拿手绝活是一种叫作"脏脏派"的点心，先用勺子把香草味的杯子蛋糕掏空，再填上巧克力酱就做成了。对我们这些小瘦猴儿来说，这样的"治疗"攻势太过霸道，完全无法抵挡——但我们从来没有抱怨过。

我们只是一面舔着嘴角的巧克力酱，一面蹑手蹑脚地潜回安静的营房。

因此，直到怀孕，我才像其他人那样体会到：食物是一种邪恶的诱惑，其中充满花招和陷阱。关于孕期饮食问题，我读的资料越多，思考得越多，就越感到其中漫溢的强硬自负正是当今西方国家普遍存在的社会性饮食错乱的加强版。说实在的，在第二次怀孕期间给我启发最大的一本书和怀孕一点关系也没有，而是美食作家及社会评论家迈克尔·波伦（Michael Pollan）所著的《杂食者的困境》（*The Omnivore's Dilemma*）。书中指出，美国人现在的生活日益远离烹饪实践，甚至远离进食体验本身，而是越来越依赖食品工业预先加工好的食物，并且逐渐习惯于在车里或电视机前吃完了事。书中认为，人们一方面执迷于健康和纤瘦，另一方面又割舍不下高盐、高糖和高油脂（还图方便、图快捷），由此患上了"国家性的进食障碍"[47]，有关食物的焦虑迷茫在整个美国泛滥成灾。在波伦笔下，基于人类可以食用我们想要食用的任何东西这一事实，产生了所谓的"杂食者困境"。因为"晚饭吃什么？"这个问题现今能够获得数不清的答案，而美国又缺乏强大的饮食传统，所以我们只能退回到一时一变的饮食风潮和简单粗略的科学建议里去。

美国的女性会不由自主地将上述有关饮食的扭曲观念延伸到自己的孕期。在当今这个晚餐盘子只装得下一块曲奇，而一家四口人合起来只吃一碗意大利面的国度，我们早已弄不清何谓正常的食量了。现在，美国人原有的食欲早已被一阵阵轮番发作的暴食和节食给碾坏了，我们不再依靠饥饿和饱足的身体感觉去决定何时该吃、何时该止。在只接受纤瘦体形的社会文化中，我们很难对自己身材的改变保持从容。而怀孕带来的新增压力会进一步放大这些不健康的饮食态度。人们不仅感到购买现成的食物当作三餐比亲自烹饪快得多，也容易得多，而且会理所当然地服用各种营养补充剂——波伦将之命名为"可食用的伪食物"，这些行为，都在代替真正的饮食。

波伦指出，我们与食物的关系变得十分飘忽，依赖政府机构和媒体告诉我们应该吃什么。近几十年来，针对孕妇的饮食指示数量迅速增长。1980年，美国食品药品管理局首次发布孕期饮食建议，提醒怀孕妇女减少咖啡因的摄入。紧随其后的是有关变质的奶酪、寄生虫感染的肉类、含有毒素的鱼类等的警告。报纸杂志和怀孕指南等图书则推开了千家万户的大门，传播着一些可怕的消息：对孕妇来说，吃午餐是一项如同拆除炸弹般既精细又危险的操作。许多人可能还记得1984年出版的《当你期待时，你该期待什么》（*What to Expect When You're Expecting*）一书中那段臭名昭著的歪理邪说："在你把食物放进嘴里之前，先想一想，'这是我能给予宝宝的最好的一口吗？'如果这口食物有益于你的宝宝，那你就放心地嚼吧。但如果这口食物仅仅能取悦你的唇齿，满足你的馋意，那你还是赶紧把叉子放下的好。"

在这种无理的苛责之下，杂食者面前琳琅满目的盛宴萎缩成了几样无害（亦无味）的食品——问题不再是选项太多，而是太少了。美国女性对食物的紧张忧虑变成了"丰盛恐惧症"，孕妇不敢咽下任何未经医生或专家首肯的东西，这种情形或许可以叫作"怀胎九月进食障碍"。对我们当中的许多人来说，怀孕并不意味着脱离平时不健康的饮食习惯，而是把那些不健康的习惯推向了新的极端。

对此，营养学家卡琳·米歇尔斯（Karin Michels）表示，大可不必。"其实怀孕是一个非常理想的机会，让我们改变自己原来的饮食观念和感受。"[48]她说："社会环境会敦促孕妇格外关注自己的饮食，我们可以借助这种增强的洞察力，来帮助自己做出积极的改变，并使得这种变化在孕期结束后也长期保持。"我在波士顿见到了身为哈佛大学医学院副教授的米歇尔斯，她的主要研究方向就是孕期饮食。她的办公室里摆满了有关饮食和营养的大部头著作，但我的目光被另一些东西牢牢抓住了——在她的计算机屏幕顶上，摆着一排小小的毛绒动物玩具。米歇尔斯是一个专心致志、一丝不苟的人，当她谈到自己有关产前因素对个体中年后癌症患病影响的实验研究时，尤其如此。不过，当我们开始讨论食物之后，她渐渐变得活泼起来。"有益健康的食物也可以很美味。"她这样说道："人们不必在怀孕的时候剥夺自己享受美食的权利。事情的关键只在于你买什么食材和怎么做。"

米歇尔斯非常重视这一点，因此她专门为孕妇写了一本书，书名叫作《健康的礼物》（*The Gift of Health*）。[49]我在从纽约来波士顿的火车上读完了这本书。然后我发现，这是我读过的所有关于孕期饮食的书中，第一本没有让我因为把手伸进曲奇罐子而感到羞愧的。米歇尔斯用一种充满乐趣和肯定的方式阐述着孕期的饮食，既不包含引发焦虑的排斥，也不包含古板严肃的自我苛责。她鼓励读者运用愉快的感觉——可以源于各个方面——作为自己的向导，以替换原本防御性的饮食心态。（这里所说的愉快感当然不会是消灭一大包奥利奥饼干或干掉一个巨无霸汉堡配薯条，而是咀嚼坚果全麦面包或新鲜蔬菜时那种清新但真实的愉快感。）诸如"我是为了宝宝才这么做的"母爱宣言往往伴随着无奈的叹息，但是它也完全可以成为一句自由自主的口号：试验一本新的菜谱、探访一家新的烘焙店、品尝一批集市上的新鲜农产品。为什么不呢？我正在为了宝宝而这么做！

接下来，这种面对孕期饮食的积极姿态或许会受到更多研究者的支持，其中就包括戴维·威廉姆斯（David Williams）。作为俄勒冈州立大学莱纳斯·鲍林研究所的首席研究员，他目前的兴趣方向是考察母亲在孕期内摄入特定的食物，是否有助于预防后代患上癌症等疾病，是否能够为后代提供可持续终生的化学保护。"我们发现了一些证据，有不少能够对抗癌症及其他疾病的化学物质是可以透过胎盘接触到胎儿的。"[50]威廉姆斯侃侃而谈，"那么，问题来了：我们有无可能借助母亲的饮食把这些化学物质提供给胎儿，从而保护后代不患病呢？至少在我们所做的动物实验当中，事情的确如我们所期待的发生了。"

　　威廉姆斯的研究团队给怀孕的母鼠喂食从西兰花、卷心菜和抱子甘蓝等十字花科的蔬菜中提取出来的植物化学因子。[51]结果发现，其后代即使接触到致癌物质，患上癌症的风险仍然大大降低了。如果给怀孕的母鼠喂食绿茶，也能观察到同样的现象。[52]在这些幼鼠断奶之后，研究人员不再让它们接触上述保护性化学物质，但是它们在出生前和哺乳期内所接触的剂量仍然护卫着它们不患癌症，效力直至它们完全发育成熟。我询问威廉姆斯，未来的某一天，医生是否会给孕妇开具食疗处方以保护腹中的宝宝将来不受癌症之苦。"这算不上什么科幻情节。"他坦然答道："我认为这就是我们的发展方向。"

　　回到此时此刻，我坐在卡琳·米歇尔斯的办公室里，感觉还是先把未来趋势放一放，抓住眼前的机会更重要。我厚着脸皮，上前问道："那么，您能帮我看看我的食材购物清单吗？"

　　回到纽约，烈日炙烤着沥青路面，泛出黑油油的光。超市里凉飕飕的空调风吹得我裸露在外的双臂十分清爽。我费劲抽出一架购物车，推着它轻快地朝货架走去，而卡琳·米歇尔斯修改过的食材购物清单就握在我手里。

　　"要让你的盘子五彩缤纷。"在丰收的季夏时节，按照她的这条建议去做倒也容易，随便瞧一瞧，就有红色的番茄（富含有益的胡萝卜素）、橙色的红薯（富含维生素 A）、绿色的菠菜（富含钙和铁）。米歇尔斯解释说，食用多种多样颜色的水果和蔬菜可以确保你摄入足够的微量元素。现在，我又往购物车里扔了两个牛油果，它们富含 B 族维生素和钾；一捆西兰花，它们富含核黄素和叶酸；一袋樱桃，它们是维生素 A 和维生素 C 的绝佳来源。我继续推着购物车往前走，略过了我平时常用来做沙拉的生菜——因为营养价值较低——而拿起了一把芝麻菜，它们不仅含有大量维生素 K，而且是除了鱼类之外为数不多的几种富含 ω-3 脂肪酸的食物。

　　下一站是面包和谷物的货架走廊。我认真寻找那些全麦制品，并且仔细阅读包装上的产品配料表。米歇尔斯教了我一个小窍门：配料表越短越好。我找到了一款面包，配料表上仅有全麦面粉、水、酵母和盐这几项，于是我毫不犹豫地把它扔进购物车。除此之外，我还拿了几盒全麦饼干和谷物。接下来的一路更是顺风顺水：一大瓶橄榄油，富含健康的不饱和脂肪；一袋豆子，既能提供蛋白质，又不含红肉里的饱和脂肪；一打鸡蛋，富含胆碱，这是一种与学习和认知有关的神经递质的基本成分；还有一堆用来当零食的坚果，杏仁、榛子、核桃，含有大量的维生素 B_6 以及铜、镁、锰等矿物质。米歇尔斯告诉我，在怀孕期间吃坚果通常是安全的，但如果你有严重的食物过敏家族史，那么谨慎起见，应当避免吃花生之类的高致敏性食物。接下来，我勇敢地逛了逛海产品区，买了半打柔滑可口的扇贝肉，它们含汞量低，含维生素 E 却很多。

　　最终，我把清单上的食材一一勾完了，推着购物车来到收银台前等待结账。可是，超市在排队的地方摆放了甜食，引诱着此时无所事事的顾客。我读过一篇新近发表的研究报告，是有关孕期食用巧克力的。耶鲁大学的科学家在这篇发表于2008年的报告中说，比起每周食用巧克力少于1份的孕妇来说，那些在孕晚期每周食用巧克力5份以上的女性出现先兆子痫的风险低40个百分点。[53] 来自芬兰赫尔辛基大学的科学家通过另一项研究发现，那些在怀孕期间每天吃巧克力的妈妈们报告称，自己的孩子在6个月大时怕得较少，笑得较多。[54]

　　我当然想要一个快乐的宝宝，而不想要先兆子痫。但除此之外，我也有自己的小心思。我探身从旁边的货架上拨了一罐黑巧克力进我的购物车，心里想着："好吃就行啦！"

伤痛如刀

夏末秋初的一个清爽的傍晚，我流连在市中心一家餐厅的门廊处，和方才共进晚餐的朋友互道再见。我意识到自己有些恋恋不舍，不愿离开朋友们温情舒适的陪伴，也不愿从人行道上暖意融融的霓虹灯光中抽身。最终，我费尽力气迈开回家的脚步，迎头走进冰凉的夜色。我紧拽住夹克衫的两襟牢牢裹住自己，又一次产生了那种感觉：一股陌生而又强烈的脆弱感。我匆匆走向第七大道的地铁入口，人潮如流水般从身边滑过。我忽然意识到，我正在小心翼翼地持续扫描着那些擦肩而过的陌生面孔，与此同时，我还双臂交叉护着自己的肚子，尽管受孕才3个月，看上去只是比平时稍微鼓了一点点而已。怀孕让我变得警惕，随时防备着四周的威胁；我像一只动物那样保持着清醒敏锐，竖起耳朵，吸着鼻子。

这天早些时候，我通过电话采访了加利福尼亚大学洛杉矶分校的人类学副教授丹·费斯勒（Dan Fessler）。"你这并非胡思乱想。"费斯勒说："从生物角度来说，怀孕的女性确实比较虚弱。"[1] 这就是为什么孕妇的身体不会对胎儿产生排异反应——虽说这个胎儿有一半源于她。孕妇的免疫系统被抑制了，这使得她本人和她腹中的宝宝都更易受到病原体的侵害。费斯勒指出，为了对抗孕期的体弱，人类演化出了一系列怀孕时才会出现的行为，从而形成一套情绪与心理上的免疫系统，以补偿生理免疫系统的功能削弱。

费斯勒和他的同事们通过实验表明，比起非孕期女性，孕期女性更容易对多种感染源和污染源做出厌恶反应，比如从身体直接排出——在受孕初期，也就是病原体带来最大风险的阶段，尤其如此。[2] 更具有刺激性的是，他们的研究还发现，女性在怀孕期间会变得排外：更不容易相信陌生人，更偏好亲近自己原有的团体成员。[3] 2007年，费斯勒与另外两位作者在《演化与人类行为》（*Evolution and Human Behavior*）期刊上发表了一项研究，其中涵盖206名孕妇。这项研究报告称，比起正处于孕中期和孕后期阶段的孕妇，正处于孕早期那3个月内的女性阅读由外国人执笔的批评美国的文章后，反应更为负面，而阅读由美国人执笔的赞美美国的文章后，反应更为正面。苏格兰圣安德鲁斯大学的心理学家也做了一项类似的研究。他们发现，比起非孕期女性，孕期女性在健康、富有活力的面孔和不健康的病容之间，对前者的偏

爱更为强烈。⁴

虽然上述排斥和偏爱等感受会引导我们远离潜在的伤害——异乡人可能携带着某些我们尚不具免疫力的陌生疾患，但是人类究竟出于何种动机演化出这样的保护机制，我们还不能说已经弄明白了。"现在的我们会经历这些反应，是因为这样的应答方式保护了我们的祖先。"费斯勒说："这些情绪使得我们的祖先存活了足够长的时间，让他们有机会留下后代，从而一代一代地把同样的敏感性传递给我们。我们总是在用昨天形成的适应性，去面对今天的世界。"

在丹·费斯勒的讲述中，我在纽约街头体验到的警惕不仅来源古老，而且根深蒂固，经过若干遥远的地质年代，演化进我的DNA里。但我告诉自己，现代文明的贴身保护——我们的青霉素、巴氏消毒牛奶、安全带、自行车头盔、防晒霜、便携式免洗杀菌洗手液，等等——让我们的安全水平远远好于躯体赤手空拳的防御，这一点应当是肯定的。我们在自己和危险之间安放了缓冲器，在自己和威胁之间设置了隔离带。然而，就在此时，我一抬头便看见了它们：两排灯光，直指阴云密布的天空。这些强劲的聚光灯伫立在世贸中心遗址上，再向前没有多远，就是曼哈顿的最南端了。我怎么会忘了这件事呢？今天是2001年"9·11"恐怖袭击的纪念日啊。每年的这个夜晚，世贸中心的陨落都会像还魂的幽灵一样穿行在人们心间。我不由自主地驻足在地铁入口的阶梯前，凝望着。

10年前我刚刚搬来纽约的时候，世贸中心的双子塔曾经多次帮助我在这座道路错综复杂的超级城市里找到正确的方向。每次从地铁里一出来，我就会在地平线上搜寻它们的身影以辨别方向，它们就像是永不会变的指南针。当时，我住在曼哈顿西村区，几乎从每一个观景地点都能望见双子塔威风凛凛却令人安心的身影。它们是我的导航助手，也是我在这座城市里奔忙时的一种抚慰。可是，在那个9月的清晨，就在我享受早餐的时候，它们灰飞烟灭了。约翰出门遛狗了，突然间我的电话嗡嗡作响。"快出来。"他的语声里流露出难以置信，"快出来看看。"

约翰的不寻常让我感到了一丝烦扰和好奇，我三步并作两步跑下门廊台阶，来到街上。已有不少人聚集在格林尼治街中央，张大嘴巴，手指天空，那场景真像是一堆临时演员在拍烂俗影片。顺着他们目瞪口呆的视线，我看见了双子塔中的一座上多出了一个匪夷所思的、漆黑的大洞。就在我拼命理解眼前这幅画面的时候，一架飞机划过我的视野，撞进了双子塔中的另一座。从这个距离30条街的地方看，那是一场漫天的火花雨。

约翰和我都昏昏沉沉的，我俩一言不发地爬完门廊台阶，回到家里。突然之间，我觉得必须马上把我的夹脚拖鞋换成帆布球鞋：我要随时准备逃跑。我以为产生这种冲动是由于自己失去了理智，可是当我打开电视机，屏幕里面出现了成百上千只高跟鞋，纷纷被主人遗弃在已然倒塌的双子塔附近。它们一直是优雅和高端的象征，可是突然间变成了生存的障碍。这次恐怖袭击是一张残酷的告示，提醒人们现代社会仍然处处潜伏着危机。也许在某个微风轻拂的早上，当你端起茶杯，自在地啜饮时，灾祸便从天而降。而今，我怀孕了，这一令人心烦意乱的现实又往我身上来了一拳。事情当真和我的直觉一样吗？孕妇和她们的胎儿真的格外脆弱吗？

那个阳光明媚、碧空如洗的9月的早上8点46分，世贸中心周围的人口数以万计：从地铁车厢里潮涌而出的上班族、为早间就餐高峰时段布置桌台的服务员、华尔街上已经开始电话会议的经纪人。在当天的这些人群当中，约有1700名孕妇。[5] 当飞机撞向大楼，双子塔崩塌时，这批怀孕的女性中有许多人经历着和这一恐怖事件里其他幸存者同样的惊慌：难以承受的巨大混乱和迷茫，滚滚而来的残垣断瓦与有害烟尘，以及命悬一线、令人窒息的恐惧战栗。

这场大灾难降临的时候，在位于双子塔以北约24公里的布朗克斯退役军人事务署的医学中心里，精神科医生蕾切尔·耶胡达（Rachel Yehuda）刚刚到达办公室，开始一天的工作。"当时，我正在主持早会，忽然我远在佛罗里达州的妈妈打来了电话。"耶胡达对我说："她从电视直播里看到了恐怖袭击的画面，想确认我是否安好。"于是，耶胡达和同事们赶紧打开电视。此时，这一可怕的事件已经完全张开了它的血盆大口，当时在场的人无不惊骇万分。"我立刻想到，幸存下来的人将会表现出怎样的长期反应。"[6]耶胡达说道。作为退役军人事务署创伤应激研究部门的主任以及西奈山医学院的教授，她是创伤后应激障碍研究领域首屈一指的专家。创伤后应激障碍（Post-Traumatic Stress Disorder，简称 PTSD）是一种异常的心理现象，它通常出现在创伤事件的幸存者身上，以过度警觉为主要特征，令当事人持续受到噩梦和惊恐发作的侵扰。在她围绕创伤后应激障碍展开的职业生涯中，她的大部分工作对象都是纳粹大屠杀幸存者和经历过越南战争的退役军人。这些病人的创伤都发生在遥远的过去，最远的可达半个多世纪之前。因此，当她从电视直播里目睹自己所在的城市遭受如此惨痛的悲剧时，她立时开始思考这次事件对人们的影响。

自彼至今，耶胡达的研究团队已经发表了十几篇有关"9·11"恐怖袭击幸存者的研究报告，其中包括了好几份对当时正处于孕期的女性幸存者的深入调查。[7]"我想了解这批人的具体情况，因为一直以来，我都对创伤后应激障碍患病风险的代际遗传很感兴趣。换句话说，就是父母将罹患创伤后应激障碍的易感性传递给子女的可能性究竟有多大。"1993年，耶胡达曾经经手过有关这一现象的活生生的例子。当时，她刚刚开办了世界上第一家专门针对纳粹大屠杀幸存者的心理治疗诊所。原本她预料，那些亲身经历过纳粹大屠杀的人会发来雪片般的求助信，然而实际情形令她大为意外：大约每接到一通来自纳粹大屠杀幸存者的咨询电话，便会接到五通来自大屠杀幸存者成年子女的咨询电话。"在纳粹大屠杀幸存者的子女当中，有许多人出现了创伤后应激障碍的症状。"耶胡达说，他们在自述中提到噩梦，提到恐慌，提到如惊弓之鸟一般的异常警觉性，而这些问题都和他们的父母一模一样。耶胡达的研究表明，就患有创伤后应激障碍的父母而言，其后代虽然遭遇创伤事件的概率并未高于其他人，但他们患上创伤后应激障碍的概率较高。

为什么会这样呢？传统的精神分析理论提供了一种解释，即子代在成长过程中受到作为幸存者的亲代的影响——倾听他们讲述旧事、目睹他们痛苦挣扎、忍受他们的沉默不语——而对创伤事件产生了敏感性。一位评论家曾说，纳粹大屠杀受害者的子女"没有伤口，却有伤疤"。耶胡达起初也认同这种传统的解释，"儿童在人生早期常年经历着来自父母精神异常症状的轰炸，由此产生了我们在临床实践中观察到的代际传递效应，这种观点确实很能说服我。"[8]直到那家针对纳粹大屠杀幸存者的诊所开办多年后，她才渐渐开始思索，其中是否还有其他因素在起作用——也许，这种代际传递在子代出生之前就发生了。

耶胡达早先的研究已经发现，皮质醇的基线水平较低是创伤后应激障碍易感性的一个有效预测指标。[9]也就是说，那些体内皮质醇基线水平低的人更容易在遭遇创伤事件之后发展出创伤后应激障碍。皮质醇是一种身体在应激情境下释放的激素，它的功能之一就是在应激反应完成其常规流程之后终止它。虽然皮质醇水平较低的人在发现危机时，身体的警戒状态也会出现必要的增强，但在危机过后，这种增强状态难以消退。与此同时，耶胡达等人的研究还呈现了一个惊人的事实：创伤后应激障碍患者的后代的皮质醇水平恰好也较低。[10] 那么，这一共同点仅仅源于基因吗？它是否可能借助孕育过程传递下来呢？"9·11"恐怖袭击事件为我们提供了寻找这个答案的机会。

在研究团队的协同努力下，38名在怀孕期间亲身经历了"9·11"恐怖袭击的女性参与了耶胡达的研究，测量了自己体内的皮质醇基线水平，并且在她们的孩子出生满1岁时也检测了宝宝们的皮质醇基线水平。[11] 数据表明，其中因"9·11"恐怖袭击而患上创伤后应激障碍的女性及其婴儿的皮质醇基线水平都较低；与此同时，在那些经历恐怖袭击时正处于孕晚期的女性所生的婴儿身上，这一效应最为明显。由于研究中的这些孩子仅1岁，因而传统的精神分析解释——父母的创伤让孩子间接地受到了创伤——难以适用于这种情况。耶胡达指出，"母亲在孕晚期遭遇创伤事件与最低的皮质醇水平同时出现，这引导我们考虑产前因素，而不是先天遗传或后天养育，在创伤后应激障碍患病风险的代际传递中可能扮演了一定角色"。从这一研究的结果来看，患有创伤后应激障碍的母亲似乎是在宝宝沉睡于腹中的时候把患病的易感性传递给了他们。

随后，一项针对纳粹大屠杀幸存者及其成年子女的研究提供了支持这一观点的新证据。[12] 在这项研究中，耶胡达等人发现，当母亲——而非父亲——患有创伤后应激障碍时，其后代发展出创伤后应激障碍的可能性更大。这一结果说明，"经典的遗传机制并非解释代际传递的唯一理论模型。"耶胡达如是写道："我们需要审视我们以前从未想过要去审视的地方。"也就是，子宫里面。

　　但这个故事中还有新的转折。创伤后应激障碍可以被视作一种面对应激情境时"误入歧途"的极端反应，因而导致当事人遭受了大量毫无必要的折磨。可是，耶胡达的合作学者，苏格兰爱丁堡大学分子医学教授乔纳森·赛克尔（Jonathan Seckl）则提出了另一种理解创伤后应激障碍的角度。"所有在我们当前看来属于病理性的现象，在特定情形下都有可能是一种有意义的适应。"赛克尔对我说："在危难重重的环境中，创伤后应激障碍的特性——对周遭的过度觉察、对危险的突然反应——可以挽救个体的性命。"[13]另一些研究产前应激的科学家进一步延伸了这一观点，"我们经过观察发现，在充斥危机与掠食者的环境中，额外的警觉性和迅速切换的注意力确实具有适应意义"。明尼苏达大学的尼克尔·塔尔格（Nicole Talge）如是写道："西方工业化社会里不存在掠食者，因此人们将大量的精力投入全神贯注地进行教育和学习当中，额外的警觉性和迅速切换的注意力在此只会带来适应不良，进而导致没有必要的焦虑和注意力方面的问题。"[14]我完全明白这一理论尚处于推测阶段，但不得不承认它确实十分犀利。按照这样的思路，母亲在孩子还未出生的时候便告诫他们：外面是一个疯狂的世界，务必小心行事。这一理论假设同时也意味着，无论我们生活得多么优越、文雅，我们都从未真正远离蕾切尔·耶胡达所说的"求生生物学"。

★

1994年1月17日黎明4点31分，一场地震冲击了加利福尼亚州位于洛杉矶西北方向32公里处的北岭。这场里氏6.8级的地震令57人丧生，近12 000人受伤。地震发生的时候，加利福尼亚大学尔湾分校的精神病学教授柯特·桑德曼（Curt Sandman），正待在距离震中96公里处的拉古纳滩的家里。"我家那栋房子有一部分是悬在山坡上的，地震到来的时候，整幢房子都在剧烈摇晃。"桑德曼对我说："那种声响惊心动魄，就好像一列火车正从房子中间碾过去。"[15]当大地的咆哮渐渐沉寂下去，桑德曼忽然发现，这场天灾如何影响了孕妇，可能是一个很有意思的研究课题。

桑德曼一直是孕期应激领域的专家。实际上，发生地震那会儿，他已经开始追踪一批怀孕女性，以了解应激生活事件对孩子出生后的情况有何影响。地震发生之后，他从这批已有的研究对象当中确认出40名亲身经历了这场灾难事件的孕妇。[16]"这一系列条件非常有研究价值，因为我们在地震之前统一评估了这些孕妇的各项心理功能，而且这场地震保证了其中每一个孕妇都是在同一时刻经历灾难事件的。"桑德曼说道："因为我们知道每个研究对象的受孕日期，所以我们可以精确检验这一共同经历在不同怀孕阶段产生的影响。"该项研究发现，地震发生时正处于孕早期的女性，平均提早了2周分娩；相对的，地震发生时正处于孕晚期的女性，分娩时间平均只提早了1周。而那些没有经历地震的孕妇——也就是这项研究中的对照组——拥有的孕程是最长的。"这说明，在整个孕期可能存在一段关键期，在这段关键期内，孕妇最容易受到应激事件的负面影响。"桑德曼解释说："在这批研究对象的孕程中，越早经历地震，最终分娩也来得越早。"

围绕极端事件对怀孕后果的影响这一课题，科学界已有相当数量的研究，而桑德曼也在努力为之添砖加瓦。[17] 不少志同道合的科学家也发现，严重的应激与提前分娩或新生儿低出生体重的概率升高有关。皮埃尔·比肯斯（Pierre Buekens），路易斯安那州杜兰大学公共卫生及热带医学学院的院长，于2005年评估了301名在怀孕期间亲身经历了卡特里娜飓风袭击的女性的分娩结果。[18] 比肯斯及其同事发现，当孕妇有3次或更多"惨重飓风经历"——比如亲身涉足洪水，住所显著受损，电力供应切断1周以上——那么她们娩出低体重的新生儿或早产的风险也会"明显升高"。在丹麦，科学家们进行了一项规模远超于此的调查：研究团队检验了100多万名产妇的资料，时间跨度超过24年。结果发现，那些在怀孕期间或将近受孕的时候遭遇了亲属的死亡或重病的女性，其早产的概率增加了16个百分点；如果发生死亡或重病的亲属恰好是这名孕妇之前所生的子女，其早产的概率则增加了

23个百分点。[19]

尽管人们尚不明了极端应激事件究竟如何对怀孕产生影响，但科学家们已提出了几种备选的解释。严重或长期的应激反应可能导致孕妇血管收缩，从而减少输送给胎儿的血氧与营养，或者它们可能以某种方式影响了胎盘的正常运作。而应激激素皮质醇水平升高也可能阻碍胎儿发育。迈阿密大学医学院的米格尔·迭戈（Miguel Diego）对此进行了一项研究，通过孕妇的尿液和唾液测量其皮质醇水平。[20] 结果发现，皮质醇水平较高的孕妇在孕中期测得其胎儿体重较轻、体格较小的概率也较大。还有一种解释是，女性在怀孕期间经历重度应激事件可能触发体内其他化学物质变化的连锁反应。包括柯特·桑德曼在内的不少科学家相信，应激事件可能激活了胎盘的"倒计时"功能，从而锁定了孕期的长短，增大了提前分娩的风险。

然而，必须要澄清的是：我们在此谈论的绝非日常生活中的小吵小闹，或平凡日子里的消磨损耗。本章所说的那些极端应激情况，源自危及本人或所爱之人性命的严重事件：亲人突然离世、被诊断出患有绝症、自然灾害、恐怖袭击或战争等。事实上，科学史上有关极端应激对胎儿影响的研究，最早可以追溯到1939年苏联与芬兰之间发生的苏芬战争。双方在冰天雪地中僵持数月，最终芬兰方面损失了25 000名士兵，因此留下了大量年轻的寡妇和年幼的孩子。

近40年后，赫尔辛基大学精神病学教授马蒂·胡顿宁

（Matti Huttunen）决定深入了解这批早早丧父的孩子后来的命运。他与同事佩卡·尼斯卡宁（Pekka Niskanen）一道，找到了167名遗腹子，并将他们与168名出生第一年内父亲离世的孩子做比较。[21]（不过，其中有些人的父亲并非死于苏芬战争。）数据显示，遗腹子当中患有精神分裂症或行为障碍的病例显著较多。胡顿宁推测，这或许是因为他们在孕育期内曾受到来自母亲巨大悲伤的影响。1978年，这项研究发表后，催生了许许多多有关孕期经历（如居丧等）如何影响腹中后代的课题讨论。"孕妇就是胎儿亲身接触的关键环境。"胡顿宁写道："同理，早期关系则是新生儿亲身接触的关键环境。"

在受到胡顿宁启发的众多研究者当中，有一位是纽约大学精神病学与环境医学教授德洛丽丝·马拉斯皮纳（Dolores Malaspina）。她梳理了在1964—1976年出生于耶路撒冷的将近89 000人的健康记录。结果发现，在1967年6月5日至10日发生第三次中东战争期间，恰好处于孕程第二个月的那些女性后来生下的子女在成年早期发展出精神分裂症的概率显著较高。[22] 但这一效应存在性别差异：在孕期第二个月遭遇第三次中东战争的女性胎儿，成年后患上精神分裂症的概率是经历这一战争时处于孕期其他阶段的女性胎儿的4.3倍；而就男性胎儿来说，前者的风险是后者的1.2倍。马拉斯皮纳总结说，母亲面对战争时产生的应激激素很可能阻碍了这些个体在子宫内的神经发育进程，而怀孕的第二个月或许是胎儿的神经发育最易受损的关键阶段。

　　读着厚厚一叠有关极端应激的科学文献，我渐渐感到自己有那么一点士兵们"炮弹休克"般的精力耗竭了。这是一场堪比牧师讲道那样强烈、冗长而没有止境的折磨：战争、洪水、地震、飓风……然而，这些戏剧性的事件主宰着这一领域的研究是有理由的：想要辨明孕期应激的影响实在太困难了。许多在怀孕期间处于应激之中的女性，往往在孕期结束后仍然处于应激之中，由此影响到自己的抚育行为，导致难以从中提炼出产前应激的具体作用。有些女性的基因使得她们容易过上混乱无序的高应激生活，而她们又会将这种先天倾向遗传给自己的后代。这样一来，孕期应激究竟是子代问题的起因，还是母子两代共有的基因带来的副作用，就更加难以分清了。

　　此时，极端事件帮助研究者"快刀斩乱麻"，创造了所谓的"自然实验"条件。它们影响到一个既定范围内的每个个体，在物理上和心理上对每个个体产生了同样的效应。它们发生在一段可以明确界定的时间之内，由此便于匹配每一位孕妇的具体孕程。而且它们都已结束，保证了事件经历的孤立性而非长期存续。上述条件把各种突然降临的灾难变成了仅次于传统实验室的最佳研究条件，与传统实验室实验相比，其唯一的缺点是无法事先做到随机分配。换言之，极端应激事件中的那些令其成为对胎儿研究者如此有用的自然实验的要素，恰恰也是令其对我们普通人如此具有震慑力的要素——它们可以在任何时候击垮任何人。

✳

　　1998年1月6日，加拿大广袤的国土上四处降下了冻雨，为这个国家有史以来最严重的一场自然灾害拉开了帷幕。气温骤降，滴雨成冰，数以百万计的人口失去了供暖和供电。商店货架上的面包被横扫一空，加油站的油库里一滴油也不剩，五金店内的临时发电机和油灯全面断货，银行和药店只能在手电筒和蜡烛的微光里为客户办理业务，医院的急诊室已经人满为患，因在冰上滑倒而骨折的病人在不断增加。

　　蒙特利尔的麦吉尔大学精神病学副教授苏珊娜·金（Suzanne King）是千千万万深受这场冰暴之害的居民之一。"每一样东西上都结了冰，路面上、人行道上，还有高压电缆上。沉重的冰层带着高压电缆往下坠，把巨大的输电塔一个接一个地拖倒，就像玩多米诺骨牌似的。"[23]金描述道。她曾试图清理落在轿车前挡风玻璃上的冻雨，但雨刮器直接折成了两段。当时她丈夫恰好赴外地出差，家里只有她独自照看着两个孩子，一个6岁，一个4岁。家里的电力供应中断后，她带着孩子搬去了婆婆家里，后来又搬去了孩子上学前班的学校里，但这两个地方的电力供应也都陆续中断了。

　　"我们对我们这个社会的发达程度自豪不已，但转眼间就被大自然的力量摔到了谷底，生死存亡悬于一线。"金如是说道："我开着车到处转悠，只为买一些能喝的水，能用来做饭的燃料。这些都是活下去的基本需求——食物、饮水、容身之所、保持体温不被冻死。其中最困难的一点在于，你无法知道这种情形要持续多久。"终于有一天，冻雨停了，极寒收了。可是，对于金来说，此时并非终点。"生活恢复正常以后，过了几天，我听说医院的血液不够用了，便去献血。"她回忆道："按照惯例，护士先给我量血压，结果发现我的血压高得吓人。这很奇怪，但随后我就意识到，这可能是因为我的身体仍然处于已经结束的那场冰暴带来的极度应激之下。我脑子里当即冒出了一个问题：这种事情若发生在孕妇及其胎儿身上，会怎样呢？"

金一直致力于研究精神分裂症的风险因素，正是这类课题触发了她脑中的灵光闪现。鉴于科学界已经提出了母亲的孕期应激可能与个体患上精神分裂症之间存在关联，她敏锐地感到，这场百年难遇的冰暴为实时观察极端逆境对孕妇和胎儿究竟有何影响提供了一个绝佳的机会，并且在孩子出生后可以继续观察下去。于是，金行动起来，在数月内就启动了"冰暴项目"并开展调查。调查中设置的问题包括：你经历断电的时间有几天？在冰暴期间，你平均多长时间更换一次住所？在冰暴期间，你的全家一直待在一起吗？在与你关系亲近的人当中，有谁受过伤吗？

金和她的同事们追踪了150名冰暴期间正处于怀孕状态的女性，定期访问这些母亲，并对她们的孩子进行测试。初步结果显示，孕妇在这次灾难期间遭遇的应激事件越多，她们的孩子出生体重越低。[24]孩子2岁时，研究团队对他们进行了评估，发现母亲的产前应激和子女的认知与语言技能之间存在相关性：母亲在孕期内经历的应激事件越严重，宝宝2岁时的技能发展越欠缺。[25]当这批孩子长到5.5岁时，研究团队进行了第三轮评估，发现那些在冰暴期间承受了高强度困境的孕妇所生的子女，此时认知和语言发展仍然延迟，并且注意力和行为方面的问题开始变多。[26]

　　如今这批孩子已满10岁了，与那些在冰暴期间过得相对平顺的孕妇的后代相比，那些在冰暴期间艰难历险的孕妇的后代在各个方面都显示出了不同。这些不同十分微妙，用金的话来说，是属于"正常范围内的多样性"。高应激组的儿童大部分在学校表现良好，智商测验的分数也大多高于平均水平，只是比低应激组的儿童少10～20分。不过，这样的差异持续存在，令金感到惊愕又忧心。"冰暴带来的应激对后代的影响比我预料的大。"她对我说："孩子们2岁的时候仍能表现出应激的影响已经让我够吃惊的了。但那时我以为等他们到了5岁、8岁的时候，产前因素的作用总会被洗刷干净，彻底让位于后天环境的塑造。可数据不是这么说的。"在追踪这些孩子十多年后，金表示，"现在我对胎儿期打下的烙印远远比之前尊重得多。在古代，人们觉得给予孕妇特殊照料是一个明智的做法。可是到了现代社会，我们把这一点抛在脑后。"尤其是在面临危机情境时，"我们需要提升孕妇及其胎儿的优先级。"

　　事实也的确如此，有关严重应激下胎儿脆弱性的新研究证据，以及近期出乎所有人意料的"9·11"事件和卡特里娜飓风等大灾难，都促使应急救援机构进一步关注处于孕期的受害者。[27]
（仅卡特里娜飓风这一场天灾就波及至少10 000名孕妇。[28]）相关
部门开始考虑或实施新的预案，内容包括在预报将发生飓风及其
他自然灾害时提前转移孕妇，为孕妇制作专门的应急救援手册和
公共服务通知，针对作为灾难受害者的孕妇设置热线电话或面对
面的咨询，培训应急救援专业人士，确保他们理解和关注孕妇的
特殊需求。即便只是鼓励可能怀孕的女性去获取紧急援助这样的
小小举动，也足以产生积极后果，因为处于怀孕初期的女性或许
凭体形难以识别，但这个阶段对于胎儿的发育又格外重要。上述
信息能够帮助怀孕的女性更方便地接触恰当的医疗资源和心理
支持，同时还有利于建立孕妇列表，以便将来追踪她们及其子女
的情况。

　　孕妇自己也可以有计划地为意外危机做好准备，比如多打印
几份病历，注明必要的药品等。有些研究者提出应当把如何做灾
难预案纳入准妈妈培训课程。[29] 但是，即便读完了一大堆关于这
一课题的科学文献，制订灾难预案或制作防灾工具包这种事情，
对我而言仍然停留在"心血来潮"的层面，和清理我的全部衣物
或给我的全部藏书做索引一样，只是一项"好吧，我总有一天会
去做的"任务。但在9月末的这天上午，当我推着大儿子特迪的
婴儿车在百老汇大街上一路狂奔，赶赴已经迟到的与儿科医生
的预约会面时，事情发生了。一辆公交车车身上的大幅广告突然
闯入视野，让我倒吸一口凉气。"想想你那灾难般的客户会面、

午餐、邮件。提前计划比它们都重要，好好做计划吧。"这条劝诫标语是由国土安全部资助投放的。虽说要让我自己写，我可能会写成"儿科、幼儿园、玩伴聚会日"，但没关系，我已经领会精神了，它就是冲着我来的！我明白，咳咳，我家不具备丝毫应急能力，即便只是发生熔断一根保险丝的小事，也足以让我们手忙脚乱。有些末日生存爱好者储存了够一家人吃好几年的碎麦片和干兵豆，与他们相比，我处于另一个极端：我完全把超市作为自家仓库，每天最少跑一趟。厨房里的东西顶天也只能养活我们一家人24小时，在那之后，仅有的一罐腌刺山柑和寥寥数片动物小饼干都将消耗一空。

我曾经尝试过制作防灾工具包，但不得不说，那次尝试相当失败。当时"9·11"事件过去不久，人心惶惶，我们遵照国土安全部的指导建议购买了强力胶带、塑料布以及据说能够抵抗炭疽菌的药物环丙沙星。我干得十分起劲，主动往家里拖了一整箱饮用水，又把大号旅行包塞得满满当当：硬质全麦饼干、鳀鱼罐头和白豆罐头。然而约翰对此表示反对，"与其说这是防灾工具包，不如说是野餐包。"过了没多久，工具包里的东西一样接一样消失了：先是家里唯一的开罐器重新出现在厨房里，接着硬质全麦饼干被用来招待几位不速之客。又过了一阵子，工具包里的东西只剩下几瓶饮用水了，其中一瓶不知何时被扎了个小眼，漏出来的水不声不响地浸泡了我的整个橱柜底板。

我对天发誓，这回肯定要办得像模像样。一天晚上，特迪睡着之后，约翰和我在美国红十字会的网站上找到了有关的指导建议，认真筹划起来。[30] 我们选出了两个发生紧急情况后的会合地点。（一处是我们住的公寓楼门口，另一处是他的办公室外头。）我们也选出了一位"受灾区域外的联系人"。（我那住在费城的母亲。）我们还进行了责任划分。（他负责去幼儿园接特迪，我来负责我们养的狗——还有小宝宝，如果那时已经出生了。）第二天，我继续按照红十字会的指导建议准备防灾工具包：手电筒、电池供电的收音机和急救套装。

我发现，我的这趟购物之旅有点像搞笑版的孕妇筑巢行动。我不像一般的孕妇收集各式温暖舒适的钩针毛线毯和小巧可爱的宝宝连体衣，而是买了一堆备用电池和罐头食品（开罐器就更别提了）。整个行动让我想起了孕妇在预产期之前早早准备好可以随时拎着奔医院的待产包，里面不仅有自用的拖鞋和浴袍，甚至会有自己用惯了的枕头。防灾工具包和孕妇待产包虽然用途大相径庭，但有一点是相同的：虽然它们都是为了预期中的宏大事件而准备的，但其实它们远远不足以帮助我们处理好这样的事件。尽管如此，但当我塞满了我的防灾旅行包，"嗖"地一下拉好拉链，心里就像一只完成了过冬储备的松鼠，感到又安全又踏实。

防灾应急准备工作终于完成了，现在我又渐渐对怀孕期间日常生活中的应激产生了好奇。关于这一话题，古人的观点十分明确。例如，维多利亚时代的英国人认为，女性在怀孕期间应当杜绝一切活动，包括做家务、外出旅行，甚至是普通的交际拜访。在1889年出版的《从厨房到阁楼：给年轻主妇的指点》（*From Kitchen to Garret: Hints for Young Householders*）一书中，讲述怀孕的那一章直接起名为"休养期"。作者在书中写道，怀孕期间"女士务必要周密地考虑好从公共生活领域完全退出的有关事宜"。[31] 而今，人们对此的态度则来了一个180°的大转弯。女性在怀孕期间应当限制活动的观点说好听点是作风复古，说难听点就是矫情摆谱儿了。评价一名女性管理自身孕期的能力是好是坏，不仅取决于她遵从新派养生理论的姿态有多优雅，还取决于她完成自己满满当当的孕期日程的决心有多坚定。

在我第一次怀孕期间，我的日程比没怀孕的时候还要紧张，我急急忙忙地写作交稿，安排这安排那，总觉得生孩子是我人生中最重要的截止日期，一心想着赶在怀孕期间完成所有事情。一关上家门，我就跑着步去赶地铁，在曼哈顿街头汹涌的人潮里左冲右闯，踩着神经质般的步伐去和编辑开一个重要会议——有时候连我自己也怀疑，我是不是应该稍微放松一点？而这一次怀孕，我又给自己设定了一连串截止日期，另外还得加上家里那个3岁大的高效应激制造机。

这种忙忙碌碌的生活方式让我和一大批孕妇成了同伴。根据联邦统计署的最新数据，超过2/3的美国孕妇保持着工作状态，其中大部分人都做着全职工作。[32] 在所有这些受雇用的孕妇当中，有 80% 的人直到宝宝出生前的最后一个月仍坚守岗位。而在 20 世纪 60 年代早期，这一数据仅为 35%。毫无疑问，许多女性做出这样的选择是出于财务原因：她们需要这份收入，而且即便她们有条件休息，她们也乐意把假期安排在孩子出生之后。

但与此同时，其他一些因素也在悄然涌动：一个所向披靡不可战胜的标志性形象正在兴起，我管它叫"女超人孕妇"。人们想象中的这位超级英雄从来无须坐下歇歇以缓解身体的重压，也绝不会因为爬完几层楼梯而原地驻足气喘吁吁。她强壮得能在孕晚期跑马拉松，坚毅得能持续每天工作 12 小时直到破了羊水。她看上去就像压根儿没怀孕一样，事实上可能比没怀孕的普通人表现得更棒！这样的女超人孕妇已经渐渐成了广大女性衡量自身孕期表现的标尺——永远无法企及的标尺。

据我推测，女超人孕妇的出现始于 20 世纪六七十年代美国女性大规模进入劳动力市场时。要提升女性地位，需要证明身为女性并无特殊之处——包括因怀孕而感到不适、不便的倾向在内——没有什么能影响女性的工作业绩和在岗时间。即便额外负担着合计 14 千克的血液、体液、身体组织和一个不时踢打、蠕动的胎儿，女性工作起来也和男性没有两样。20 世纪 70 年代发生的女性健康运动则让女超人孕妇的神话迎来了一次意料之外的大力强化。女权主义者敦促医疗机构不要再把怀孕当作一种疾病，而应把它当作一种自然、正常的生理变化去对待。这一理念固然很有价值，但在不少人眼中，它同时也意味着孕妇并不需要周围人的特殊关照和礼遇。

这样的态度绵延至今，人们逐渐习惯于期待女性不会因为怀孕而给领导、同事、朋友甚至家人增添任何麻烦。随着时间的推移，上述外部压力渐渐转化成了内部压力，女性开始不为自己怀孕留下任何转圜余地，不承认自己虚弱，更不允许自己依赖他人，并且对此感到十分自豪。"我知道，我一怀孕就把自己当作一个男子汉。"做冰暴研究的苏珊娜·金对我坦诚地说道："我非得站在椅子上，握着锤头敲钉子。如果我丈夫让我下来，我就会对他说'别婆婆妈妈的！我又不是卧病在床！'"[33]

听过一个又一个准妈妈直接从办公桌或会议室奔向产房的故事之后，我很想知道我们这种做法是否有些矫枉过正。女性在怀孕期间表现出这种超级英雄式的坚忍，的确让配偶、领导和同事的日子轻松了不少。但它对孕妇自己以及腹中的胎儿又会有何影响呢？

创伤事件带来的极端应激以及家境贫困、居住地治安状况持续恶劣等慢性应激，都会给孕妇及其胎儿带来负面后果，这一点显而易见。而相比起来平凡得多的工作压力则处于科学研究的灰色地带，许多方向不一、结论不一的发现和观点充斥其中。有些研究者认为工作压力可能导致较大的负面影响，其中一位就是洛杉矶希达思－西奈医学中心的产科医生、孕期应激领域的前沿学者卡尔文·赫贝尔（Calvin Hobel）。早在25年前，他就开始关注应激对早产的影响。"那时，很多人把这看作笑话——应激压根儿不应该出现在早产的疑似诱因清单上。而现在，它在这张清单上排名第一。"[34]

他为我介绍了都柏林大学的研究者近期发表在《不列颠产科与妇科杂志》（*British Journal of Obstetrics and Gynecology*）上的一系列报告。研究团队在爱尔兰招募了600多名有工作的女性，结果发现：工作岗位有体力要求的女性生下低体重婴儿的风险是工作岗位没那么辛苦的女性的4倍；做临时工的女性生下发育不足婴儿的风险是有稳定雇佣关系的女性的4倍。[35]

针对那些在贫困、种族歧视、犯罪和家庭暴力中挣扎求存的孕妇，赫贝尔做过不少研究，但他仍然为他那些生活小康的病人感到担忧。"在我见过的孕妇中，压力最大、濒临崩溃的往往是律师和企业高管，她们每天工作很长时间，直到临盆。"他描述道："甚至有人进了待产室也不忘把笔记本电脑和手机搬上病床，继续工作。"

赫贝尔指出，在理想情况下，打算怀孕的女性应当在还未受孕时就和自己的产科医生一道找出生活中的各种应激源，以便减少或缓解压力。[36] 因为一旦女性受孕，她的应激水平就会随孕早期、孕中期和孕晚期这三个阶段依次升高。（美国产科与妇科学院也支持赫贝尔的这一提议，他们早在2006年就建议所有接受产前护理的女性在孕期内每三个月进行一次"心理社会风险因素"筛查，其中就包含应激问题。[37]）但赫贝尔也表示，科学界尚未开发出一套全面可靠的筛查工具。不过，他很乐意引领我梳理一遍这种筛查工具中应当包含的各项要素。

他与我进行的这场"结构化面谈"始于一系列围绕着基本安全和福祉的问题：我曾经是犯罪行为、家庭暴力或歧视的受害者吗？我拥有的资源足以覆盖我的基本需求吗？接下来的问题与生活中的诸项大事有关：我近期是否搬过家、换过工作或陷入离婚纠纷？我是否经历了家庭成员的重病或死亡，抑或自然灾害及其他创伤事件？随后出场的是若干人际关系与社会支持问题：我与伴侣的关系是否富有爱意？我与家人、朋友之间感情亲密呢？然后，他询问了我的日常生活：工作职责令我感到沉重吗？照料孩子、老人等家庭责任让我感到压力很大吗？最后的问题直指我的自我认知和主观压力：我对自己的生活有多大控制感？我是否觉得自己有能力，值得过上幸福的生活？审视了所有问题的答案之后，赫贝尔和我一致认为我的综合压力尚处于可控水平。他说，对于那些高应激的孕妇，他们产科医生会提供咨询服务，或者将其转介给心理卫生专业人士。

至于和我一样处于中等应激水平的孕妇，可以从另一位专家的贡献中获益——约翰·霍普金斯大学的发展心理学家珍妮特·迪彼得罗（Janet DiPietro）。她的观点与赫贝尔略有不同："大部分孕妇都不必担心自己的应激会伤害腹中的胎儿。"[38]她平静地表示，胎盘内有一种酶，可以分解准妈妈血液中的皮质醇，从而阻止母亲的大部分皮质醇接触胎儿。（不过，当极端应激制造出超大量皮质醇的时候，这一机制就远远不够用了。）而且，她所做的研究表明，中等程度的应激或许反而有益于胎儿，能够加速其发育成熟。

许多成年人都发现，适度的压力能帮助他们集中注意，敦促他们尽全力执行任务，而与此类似的是，对于胎儿来说，"适度的压力可能是优质发育的必要条件。"[39]迪彼得罗如是写道。在2006年发表于《儿童发展》（*Child Development*）的一项研究中，她和她的合作者们调查了94名女性，结果发现，那些报告了中等水平的焦虑和日常应激的孕妇所生的子女2岁时在动作和心理发展方面的分数都较好。[40]研究人员控制了其他潜在贡献因素，例如母亲产后的焦虑和应激水平，但上述结果仍然稳定。在另一项更新的研究中，迪彼得罗发现了支持产前焦虑和胎儿发育之间的这一联系的直接生物证据。[41]这一研究涵盖了112对母子，发现那些孕期应激水平相对高的母亲所生的婴儿在2周大时测得的神经传导较快——这是脑组织发育较成熟的标志。

"应激激素皮质醇具有多种功能，其中一种就是在身体器官的成熟过程中发挥调节作用。因此，接触到相对较高水平的皮质醇可以加速胎儿的发育。"迪彼得罗解释。她推测，在日常生活中经常体验到应激的女性，可能为其胎儿的神经系统提供了一种有益的锻炼，并以一种孩子出生以后也会延续下去的稳定方式调节胎儿的反应。但迪彼得罗强调，这一研究结果并不意味着孕妇应当把自己搞得焦头烂额。"我要告诉孕妇的是,你应当避免应激,因为它对你没有好处。但是它对胎儿没有坏处,我不认为它会损害胎儿。去做做瑜伽,减少工作时数——只要能让你感觉舒服点,就是好事。不过,不用担心你不做这些就会伤害到宝宝。"

赫贝尔和迪彼得罗关于孕期日常应激的观点差异反映着该领域研究文献的不同结论的分立:有些研究支持人们对此保持关切,而另一些研究表示这不是一个问题。针对日常应激是否会给孕妇及其胎儿带来消极影响,我们或许不得不用一个很难令人满意的说法来作答:看情况。你需要考虑工作时数是否太长,工作任务是否对体力有要求;你也需要考虑较快的工作节奏和较重的工作职责是令你感到兴奋,还是令你感到疲惫;你还需要考虑自己对工作是否有足够的掌控感,以及回到家中是否获得了足够的情感支持和滋养。迪彼得罗为人们提供了一个便于运用的概念,即"倒 U 形曲线":对大多数人——包含孕妇及其胎儿在内——而言,当其日常生活应激处于中等程度且能够有效应对的情况下时,效果最佳。她建议孕妇瞄准倒 U 形曲线宽阔的中间段,而不要让自己落入这一端(应激太少)或那一端(应激太多)。

然而,这一微妙的处理方法鲜见于围绕着孕期应激的公共讨论,那里总是被恐惧和焦虑占据上风。迪彼得罗一边写写画画地向我介绍倒 U 形曲线,一边对我说,她知道,一旦我将此事告知公众,她将收到许多孕妇的询问。比如,如何才能"精确"地达到

"正确"的应激水平。而且必然会有一些日子过得十分舒坦的女性来求教如何"适量"地"增加"应激。

报道孕期应激的诸多媒体文章往往只能触发和煽动读者类似的关切。例如，荷兰阿姆斯特丹学术医学中心的社会医学与公共卫生流行病学教授高科·邦塞尔（Gouke Bonsel）于2007年发表了一项研究，国际媒体围绕这一研究疯狂地创造出了各种耸人听闻的头条新闻，包括"女性的工作压力损害腹中胎儿！"[42] "在高应激岗位的孕妇必须减少工作时数！"[43] "在孕期每周工作32小时相当于吸烟！"[44]等等。

然而，邦塞尔的研究内容实际上是什么样的呢？研究涉及4976名荷兰女性，她们在怀孕期间体验到了较高的"工作紧张感"——岗位任务繁重，同时对工作没什么掌控感。[45]结果发现，这些女性生下每天哭闹3小时以上的"特别爱哭闹"的婴儿的概率显著较高。在接下来的研究中，邦塞尔及其同事对7135名处于孕早期的女性进行了检查，发现高水平的"工作紧张感"和每周工作32小时以上这两点都与婴儿的出生体重较轻存在相关。[46]而同时具备上述两点因素的女性，其子女的出生体重比总体平均值低140克，这一变化与前人研究中吸烟孕妇生的子女的情形差不多。

阅读着邦塞尔发表的原文，在他第二篇文章的末尾处，我注意到了一句被博人眼球的媒体头条集体忽略的审慎告诫："我们发现，总体而言，没有理由认为孕期工作对出生体重有负面影响。"他指出，在大部分情况下，女性在怀孕期间工作都与积极的后果相关联，而没有工作的孕妇则较容易陷入抑郁，进而生下出生体重较轻的婴儿。"工作紧张感"特别高且工作时数特别长的孕妇在整个研究参与者中仅占很小的一部分。原文总结道："我们的结果表明，在怀孕的初期降低工作紧张感，减少每周工作时数，可能有益于那些处于高应激全职岗位的女性。"

鉴于约2/3的美国女性在怀孕期间工作，邦塞尔的研究结论对我们很有启发，但这与某家报纸在介绍这项研究时断言的"孕妇应将工作时数减半，否则将危及腹中胎儿"绝不是一回事。不过我早已明白，这种对孕妇进行恐吓的做法由来已久，而科学在其中从来无足轻重。

1905年9月4日，俄勒冈州波特兰市一家洗衣房的老板科特·马勒（Curt Muller）命令洗衣妇艾玛·哥特尔（Emma Gotcher）每天至少工作10小时。这触犯了俄勒冈州有关洗衣行业和工厂女工工作时数的法律规定。从19世纪晚期到20世纪早期，美国数十个州逐步通过了类似的法律规定。马勒收到了法院传唤，并处罚金10美元，但他提起了上诉，直至联邦最高法院。以致他的名字成了一个全国著名判例的标签："马勒诉俄勒冈州案"。站在法庭上与马勒一方展开论辩的是一位叫作路易斯·D.布兰代斯（Louis D. Brandeis）的优秀律师，他为此案准备了长达113页的医学及社会学数据资料，其内容都与过度劳动给女性带来的损害有关，其中用了整整一章来论述过度劳动"对生育及妇科功能的具体影响"。[47]这份著名的资料后来被人们尊敬地称为"布兰代斯诉讼摘要"。

这份厚厚的资料囊括了来自医生、科学家和政府机构的意见。杰奥·纽曼（Geo Newman）医生写道："如果工作岗位要求女性在临近分娩前的若干天内每天大部分时间都处于站立状态，或直至分娩前若干小时内仍在站立，那么它必然对这位女性的后代产生损害，降低其出生时发育完善、健康良好的概率。"J. H. 布里奇斯（J. H. Bridges）医生表示，"女性身上的这一恶果"源于她们在纺织工厂里的艰苦劳动，它"间接导致孩子在子宫内不能尽善尽美地成长，出生后更容易罹患疾病"。马萨诸塞州的劳动统计署认为，"近几年来，使用医疗器械协助产妇分娩的必要性迅速上升，这一变化主要源于女性孕期仍在面粉厂劳动，以致骨盆变形。"F. B. 凯恩（F. B. Kane）医生解释说："在这座城市里，许许多多因长时间站立而导致身体受损的女售货员吸引了我的专业目光。这一姿势是导致女性出现多种多样身体问题的主要原因，大自然对那些不遵循其法则的人实施了残酷的刑罚。"

上述证词是联邦最高法院历史上首次接纳的非司法证据，它成功说服大法官戴维·约西亚·布鲁尔（David Josiah Brewer）写下了不利于科特·马勒的判决书。"显而易见，女性的生理结构和生育功能的运转令其在有关生存的斗争中处于弱势。当为人母的负担加诸其身时，这一点就更为突出了。根据来自医师行业的大量证言，即便在她们尚未承受这一负担时，因工作要求而长时间站立，并且日复一日，也容易损害其身体健康。考虑到母亲的健康对于后代的强壮具有至关重要的意义，保障女性良好的生理状态应是公共利益和关注的目标之一，从而得以保持整个种族的强健与活力。"因此，布鲁尔大法官总结道："女性的生理结构及其生育功能的正常运行不应仅仅被视作其个人的健康问题，还应被视作整个社会的利益。据此，州政府制定法规保护女性不因男性的贪婪与狂热而受到损害，是正当合法的。"[48]

联邦最高法院发布这一判决后，人们为女性劳动者的胜利而欢呼鼓舞。波特兰当地的一家报纸称赞这是"美国文明的新纪元……将女性从负重牲口的类别中抹去，工厂主们再也不能肆无忌惮地压榨她们的劳动力了"。[49]然而，俄勒冈州司法界对保护女性员工生育功能反复强调，其意味近乎将女性比作农场的牲口，只看重她们的身体能够产出的东西。马勒案结束后数年，路易斯·D. 布兰代斯律师在另一桩围绕着工厂和商店的女性员工最低工资标准的案件中所做的陈述更为直白地表露了这种态度。"让马匹好好工作的唯一方法就是好好喂养它，有任何人会质疑这一点吗？让母鸡好好孵蛋的唯一方法就是好好喂养它，有任何人会质疑这一点吗？"[50]律师在法庭上如是问道。同理，要想女性充分发挥她们不可替代的生育功能，就必须善待女性员工。"农场经验已经告诉我们，对奶牛恶言相向会导致它们减产。"布兰代斯继续说道："难不成女性在这些方面还不如牲口敏锐吗？"[51]

我发现自己陷入了有关将女性比作动物的含义的沉思之中，因为这种类比在我阅读资料的时候出现得实在太频繁了——从布兰代斯律师在20世纪初的辩词到2006年宣称激素能使"孕妇获得奶牛般的温和"的报纸文章，它无处不在。说真的，作为一个在生孩子之前基本活在头脑世界中的人——只要能坐着读书就绝不起身实践的人——怀孕源远流长的顽固生理特性把我吓了一大跳，它居然那么轻易地搅动了我心里的急迫冲动和原始恐惧。也许这种说法能对我们光鲜亮丽的现代生活方式做出适当的修正，提醒人类：我们并不是一台台会自行移动的计算机，而是一个个流淌着温热血液的哺乳动物，我们的身体会孕育胚胎，会娩出幼崽，会分泌乳汁。在怀孕状态下，我们无法抵抗源于身体的强大力量。不过，我同时也清晰地意识到，将孕妇与动物类比，往往暗示着发言者所考虑的不再是拥有思想和感情的人，而是仅仅拥有直觉的生物——不完全是一个人类，自然也就不完全是一个公民或一个员工。

事实上，随着时代的变迁，上述限制女性员工活动的法律法规逐渐被视为一种不利于女性社会地位的歧视政策，而非保护政策。20世纪六七十年代，美国的法律工作者纷纷致力于要求雇主对包括孕妇在内的女性与男性雇员一视同仁。1964年，《民权法案》通过，其中的第七章禁止用工中的性别歧视；1978年，《孕期歧视法案》通过，补充了禁止歧视怀孕、生育及其他相关医学情况的具体规定。

不过，对怀孕女员工的限制很快就找到了新的形式，即所谓的"胎儿保护政策"。它宣称自己只是担忧胎儿，而非孕妇。[52]此类政策的合法性在1991年联邦最高法院审理的"汽车工人诉江森自控公司案"中接受了拷问。江森自控公司出台了一个新规定：禁止所有女性员工参与制造汽车蓄电池的工作，除非她们能够提供生理不孕的医疗证明。随后，一批汽车工人便联合起来将该公司告上了法庭。江森自控公司的高层管理人员解释说，让怀孕的女员工接触含铅的蓄电池有害于她们腹中的孩子。

哈利·布莱克曼（Harry Blackmun）大法官最终做出了有利于汽车工人的判决。"历史上，对女性本身或其未来子女的关切业已成为否定女性平等就业权的借口。"大法官如是写道，剑指马勒诉俄勒冈州案，"应当由就业的个人来决定，对她自己以及她的家庭而言，生育角色是否比经济角色更重要。对本法庭而言，经由本案来认定这一权利的合法性是再合适不过的了。"布莱克曼大法官不容置疑地重重敲下法锤，"让女性自己去选择"。[53]

有关女性孕期就业权的法律争议终于尘埃落定——至少目前来说如此。但是，围绕着女性孕期社会活动的文化争议仍然和从前一样如火如荼。自1905年科特·马勒命令艾玛·哥特尔超时工作以来，这个议题持续搅动着美国社会，而我对于此事的态度同样左右为难。我内心深处并不希望由最高法院的大法官们或者是心理学家或公共卫生专家来教育我在怀孕期间应该工作多长时间，或者努力到哪个程度才万无一失。我也万万不乐意回到维多利亚时代令人窒息的行动禁令或19世纪末至20世纪初家长式的保护主义政策中去。然而，在我们这个年代，社会文化对孕妇的期待也以另一种方式压抑着女性。当今的社会共识是，怀孕不应让女性前进的步伐放缓哪怕一丁点儿。但与此同时，舆论又警告说高应激水平有害于胎儿（无异于布兰代斯诉讼摘要的现代版）。历史文化带来了诸多包袱，偏偏还是在女性身体已经承担了这么大的额外重量的情况下。想着想着，我发现自己陷入了白日梦：如果抛下外界的所有负担，只顾让女性和胎儿得到最棒的主观体验，这样的孕期会如何呢？

也许，那就和我今天过得差不多。今天是周六，但对我来说意义不大，因为此时我只是一个临近交稿期限的自由撰稿人：整个上午，我的一半心思用于关注正在玩耍的特迪，另一半心思则始终念着放在厨房餐桌上的笔记本电脑（可想而知，最终结果也只有五成满意）。不过，经历了一整周的繁重工作，我决定给自己放放假——或者换个角度说，让自己开开心：把所有关于字数和编辑修改建议的担忧搁到一边，全情投入地陪我可爱的特迪玩！

可是这种事说起来容易，做起来难。你得养家糊口，你的雇主不容置疑，你本人也很有责任心，这些因素都会阻止女性在怀孕期间远离工作岗位，轻松过活。不过，有一部分女性在其医师和雇主的配合下，找到了各种各样富有创造性的方式来绕开上述障碍。例如，有些企业设立了所谓的"预备休假"机制：员工可以将自己每个月应得的一部分报酬预先搁置，不予领取，等到自己因为怀孕或其他事宜需要长期休假时再行支取，作为稳定的收入。另一些女性在怀孕后选择在家里继续工作，以避开每日上下班通勤带来的压力。还有一些女性重新安排了自己的工作时间，在日程表里插入休息的机会。产科医生卡尔文·赫贝尔为许多地位显赫的病人服务，他一直建议那些忙忙碌碌的孕妇每过数周就放下工作外出几天——确保不接触任何工作上的事。不过，他后来发现了一个更好的办法：在双休日选一天工作，然后每周三休息一天，这样每工作3天就可以放松一下了。

　　反正我只是在做白日梦，那么不如对休假事宜展开彻底的畅想：设立产前假，或者说为怀孕的女性提供正式的休假机会。这并非奇谈怪论，欧洲一些国家已经在这样做了。在法国，孕妇在预产期之前的2周必须停止工作；如有需要，最早可以提前6周开始休假。在芬兰，每个女性都可以得到17周半的产假，而这个假期最早可以从预产期之前8周时开始休。近期的一个研究显示，如果为美国女性提供产前假，那么孩子的各个重要出生指标至少会出现一项改善。加利福尼亚大学伯克利分校的公共卫生学教授西尔维亚·古德尔曼（Sylvia Guendelman）比较了62名休产前假的孕妇和385名持续工作直至临盆的孕妇。[54]（美国仅有5个州为本州居民提供带薪的产前假，加利福尼亚州就是其中之一，主要通过一个运作机制类似于失业保险的项目来实现。）结果表明，那些休了产前假的女性不得不进行剖宫产的概率仅为不休假女性的1/4。"适当休假的女性进入产房时状态似乎更轻松一些。"古德尔曼表示，"不过在美国，我们对待孕妇总是不大慷慨。我们的文化不鼓励孕妇爱惜自己。"[55]她补充说，在不考虑其他因素的情况下，允许女性休产前假在经济上是十分划算的，因为剖宫产费用较高，而且产后需要的恢复时间也较长。

我帮助特迪搭好了一座城堡（其实我们搭了两次，因为城堡塌过一回）之后，约翰过来接手，好让我能够和一个同样怀了孕的朋友去上瑜伽课。瑜伽课常常让我觉得整个房间里的人都在学树懒，这种慢吞吞的运动形式似乎特别合我的胃口。不过，我对瑜伽的兴趣被一篇短小却引人惴惴的研究文献给搅坏了。这是一篇发表于2005年的文章，主要探讨瑜伽等放松运动对怀孕生产的影响。研究共有58名孕妇参加，结论是进行放松运动减少了孕妇的应激体验，令其血液中的应激激素皮质醇水平出现了显著下降。[56]有不少研究关注了产前瑜伽的效果，它们无一例外，都是在印度进行的。这些研究报告称，每天进行1小时瑜伽运动的孕妇的应激水平较低，发生早产或分娩并发症的概率也较低，而宝宝的出生体重却较高。[57]

我报名的这门瑜伽课程是专门针对孕妇的。每当学员们进入瑜伽教室，脱掉鞋子，铺好瑜伽垫，我总会为她们体形的丰富多样而感到赞叹不已：有些刚刚怀孕的学员仍有着姣好的腰线和婀娜的身姿，有些怀了双胞胎的学员体态格外沉重，好似肚皮里装着一个实心球。教练开始上课以后，我忽然意识到我对自己的身体也投入了更多的注意力：我的呼吸变得比以前吃力了一点，我的躯体平衡感也出现了变化，脊椎向后倾斜，以抵消身体前部新增的重量。在课程末尾，全体学员围成圆圈，一一分享自己对腹中宝宝的感受与期盼。教练宣布下课时，我感到四肢轻盈放松，而且心中充满了对其他学员的亲切之意。走出教室的时候，我们面带笑容地彼此道别致意，那感觉就好像我们保守着一个共同的甜美秘密。

科学家把这种感受叫作社会支持，并且已经发现它与怀孕生产的积极成果之间存在联系。如果女性拥有稳定而强健的社会支持，尤其是当这些社会支持来源于多种渠道时——朋友、家人、同事、邻里——她们所生的子女容易具有较高的出生体重。有些产科医生甚至会组织产前护理的小团体，让孕妇们一边看诊、测血压，一边互相结成朋友，从而将社会支持植入例行的产前检查。"当然，许多女性在生活中已经建立起了自己的社交网络。"产科医生赫贝尔解释说："因此我们询问孕妇，'你的朋友有哪些？你怀孕之后是否可以比从前更依赖他们，更敢于向他们请求帮助？'而研究结果表明，这样的情形确实对孕妇及其胎儿有益。"我把这一研究结果转述给我的朋友听，于是我俩决定上完瑜伽课后接着去享受午餐时光，放下各自家里的责任，美滋滋地谈天说地。

我回到家的时候，约翰正在把特迪往婴儿手推车里放，这是最近一段日子以来，唯一可以让特迪在午后乖乖入睡的方法了。我自告奋勇，推特迪出去溜达。当我轻轻推着特迪的小车在河滨公园宽阔的人行道上散步时，我的思绪忽然又飘向了那个不可战胜的女超人孕妇形象。我渐渐意识到，围绕着女超人孕妇的无上光环，有一部分源于我们这些凡人孕妇自身的需求：女超人孕妇在面对伴随着腹中新生命的孕育而产生的生理、情绪以及外界事物的所有变化时，那种不变的朝气蓬勃与坚不可摧能让我们感到踏实、自信；她身上无所畏惧的超强独立性可以帮助我们回避怀孕与分娩令女性在灾难的炙烤与日常生活的脉搏中都不得不越发依赖他人的事实。简而言之，女超人孕妇的这一形象将"怀孕不会改变任何事"的理念具体化了。因此，有关她的传说不仅吸引着普通的孕妇，也吸引着她们的配偶和雇主。她让我们知道，在这9个多月的时间里，我们有能力抵御一系列意料之中的浪涛——而所要付出的代价是，缓和已经萌芽的需求，忽略已经发生的变化。

回到公寓之后，我揭开盖在特迪手推车上的布单，往里瞧了一眼：他闭着双眼，发出微微的鼾声。通常在此时，我会立即冲到我的笔记本电脑前头，噼里啪啦地力求赶紧写几段新稿子，或是回复一堆早就该回复的邮件。然而今天，我决定把头上那顶女超人孕妇的帽子拿下来一会儿。我在这个既是家又是办公室的房间里倒下，四仰八叉地躺在沙发上，向一次惬意的午睡发出了邀请。

对一切毒物说"不"

"真想来杯红酒。"我说。

可紧接着我就叹了一口气，"算了，我还是喝水吧。"女主人一边倒水，一边充满同情心地朝我笑。苏打水里的气泡"嘶嘶"地冒着，"嘭嘭"地破了，苍白无力地上演着一场虚假繁荣。在这个凉飕飕的 10 月的晚上，约翰和我来到朋友家里参加聚会。望着围坐在餐桌周的一张张面庞，醺红的脸颊和发亮的眼睛让我可以肯定，这个夜晚正达到欢乐的顶点：在这样的时刻，笑话听起来格外好玩，食物尝起来格外好吃，话语越发膨胀，灯光越发闪耀。我已经怀孕 4 个月了，尽管偶尔还是会忘记自己的孕妇身份，不过没有什么情况比不得不迈出社交礼仪的舒适圈更能警醒我的了——比如，眼睁睁地看着一群朋友分享一瓶红酒。我的椅子和其他人距离餐桌一样近，可是我感觉自己格格不入。

也许我坐的应该算是儿童餐椅。站在成年生活的临界点——生儿育女——产生这样的感觉似乎有些不懂事，毕竟孕妇与众多成年人才能享受的乐趣划清界限是天经地义的。桑拿浴、蓝纹奶酪、生鱼片……一点点无伤大雅的危险和堕落使得它们令人兴奋不已——如果说到酒，则是一点点无伤大雅的毒性。然而，所有这些东西都将胎儿置于潜在的风险之中，同时也威胁着我们的成年之路——让孕妇回到幼儿园时代，去吃奶酪切片三明治，洗温水澡，喝苹果味的汽水。其中最大的困难在于，通常我会在睡前来一杯，以消解一整天积累下来的诸多小小的不如意，而怀孕恰好将这些不如意成倍地放大了：我的腰痛、我的脚累、我满脑子的担忧和操心。此时此刻，要是有一杯甜蜜的皮诺酒，该多么棒啊！

可我不能喝。从我发现自己怀孕的那一刻起，我就再世投胎，成了一个滴酒不沾的新人，一个克行清规戒律的正派人——我发誓不仅不再喝酒，连咖啡因也一点不碰，还有感冒药、头疼药，任何药片胶囊我统统拒绝。有几次，我觉得身体有点不舒服——主要跟怀孕有关——打开家里的药品柜子，在一堆挤挤挨挨的瓶瓶罐罐里试图找到一个能解决问题的，却猛然意识到它们都处于怀孕禁区。这种出家人式的养生方法在很大程度上是我自找的，因为我的产科医生给过我一份在怀孕期间可以安全服用的药品清单，可我认识的大多数孕妇都是这么干的。这种转变实在非常奇特。对许多美国女性来说，怀孕或许是我们成年以后首次不再依赖某些东西——避孕药、安眠药、抗抑郁药、布洛芬止疼片或解酸剂——我们平时像吃糖一样想吃就吃的那些东西。我们本来一直活在现代化学带来的丰硕成果之中，但现在忽然回到现代社会之前，变成了抵触科技发展的老古板，试图捧着一杯花草茶，绕开所有不愉快。

我敢肯定，事情并非从来如此。我母亲怀我的时候，依靠饮酒度过了前往英国小岛的颠簸航程，并且她一直牢记着酒吧门口的广告语"健力士黑啤有益于你"，坚持认为它同样适用于准妈妈。而她年轻时熟识的其他孕妇，有的服用镇静剂，有的服用安眠药，有的甚至服用含安非他命成分的药物以延缓体重增长。这些旧事让我感到相当困扰，但仔细一想，我并不清楚自己对于孕期饮酒和用药的忐忑究竟源自何处——它们似乎发自肺腑，毫无理由地强大。我啜饮了一口纯净无瑕的苏打水，开始好奇：在短短几十年里，孕妇对待服药的态度是如何从我母亲那一代人的随意，转变为我这一代人的焦虑的呢？在两者之间，又会是谁对谁错呢？

我决心自己寻找答案。我想，怀孕以及与之伴随的强制远离熟悉的生活方式或许是一个不错的机会，有助于我从全新的、更加清晰（这里的清晰可跟喝没喝酒无关）的视角看待问题。四周聚会的声浪越来越嘈杂，我开始珍惜思考问题带给我的小小舒适感了。

★

第二天一大早，我就钻进了家中的办公室，头脑清晰，思路也已经理顺。过了一会儿，约翰睡眼惺忪地走进来，嘟嘟囔囔地在厨房给自己倒了一杯黑咖啡（这是我早已抱憾谢绝的另一项成年人特权）。有关怀孕与饮酒的历史文献在我桌上高高堆起，其中种种令人震惊的记录吓得我脑袋发晕：过去，医生曾经允许——甚至鼓励——孕妇饮酒。[1] 在19世纪，内科医生将香槟酒作为一种处方，用来治疗孕妇的晨间恶心症状，并建议孕妇在白兰地中加一些小苏打，以提振食欲。进入20世纪，酒被人们视作包治百病的良方，既能够舒缓孕妇的紧张，又能够在费力分娩时赋予产妇力量。当时的人们相信，孕妇在接受羊膜穿刺术之后饮酒，可以令其子宫放松下来，饮酒甚至可以中止已经发动的早产进程。（一位康奈尔大学的科学家在其妻子怀孕7个月出现宫缩时使用了这一方法，因此坚定地支持这一理论。）还有更多令我目瞪口呆的记录。例如，一些产科医生用纯酒精给病人进行静脉滴注；一些孕妇喝到酩酊大醉，以致护士不得不用绷带把她们捆在病床上；甚至有一位医生曾说，产科病房的气味闻起来"像酒吧"。[2]

"在条件比较好的医院里，加了橙汁的伏特加会被端到产妇手边。"[3] 珍妮特·戈尔登（Janet Golden）如是说道。她既是罗格斯大学的教授，也是《瓶中信》（*Message in a Bottle*）一书的作者。这本书主要讲述了怀孕与饮酒的历史，为我理解过去司空见惯的孕期饮酒观念和现象提供了很大帮助。戈尔登指出，出于传统上对孕妇体重增长的警惕，从前的医生对于酒类饮品中所含的热量相当不满，但他们并不担心酒精本身可能影响胎儿发育。"当时的医疗机构专业人士真心实意地认为酒精不仅不会伤害孕妇及其腹中的孩子，甚至还有些益处。"

这一共识在医院和医学院里被广泛传授，并且写入了医学教科书。"如上所述，在怀孕期间饮酒是完全无害的，孕妇无须戒酒。"一本出版于1953年的产科教材这样写道："偶尔饮用鸡尾酒、高杯酒、啤酒或爱尔酒均可，不必加以限制，而且这样饮用可能是最有益的。"[4] 教材如此，面向广大公众的宣传往往写得更加毫无顾忌。在1964年出版的一本有关产前影响的重要性的书中，社会科学家及科普作家艾希莉·蒙塔古（Ashley Montagu）特地否定了饮酒的影响："分门别类地说，无论母亲或父亲咽下多少酒精，它都既不能杀死细菌，也不能动摇胎儿的发育。"[5] 如果女性对这一点仍然存有疑虑，那么会有一批专家来教训她们。1954年，一家医学协会在新发布的公报中表示："不，吸烟和饮酒都不会对尚未出生的孩子产生任何影响。"[6] 公报斥责这种观念是"迷信"和"无稽之谈"。专家们不以为然地晃动着手指，总结陈词："务必谨遵医嘱，而不要对一个迷梦的怪圈缝缝补补。"

医学界之所以坚称酒精无害，乃基于对胎盘功能的强大信念。受孕之后过不了多久，胎盘这一器官便成形于子宫内部，作为母亲与胎儿之间沟通渠道的中转站。因此，当时的人们认为，胎盘可以阻隔一切有害物质，为胎儿提供无懈可击的完美保护。医学史专家安·达利（Ann Dally）指出，这一天真乐观的看法可以追溯至19世纪后期。"维多利亚时代有一种将女性塑造成完人的倾向，它导致子宫也和女性一样被理想化了，进而树立了一种信念，即胎盘是可以消除一切负面影响的完美防线。"[7]直至20世纪50年代，达利进入医学院学习时，这样的看法仍然流行：医学院教导学生们，只有当毒害导致孕妇丧命时，它才能危及胎儿。医生不会就药物或酒精的风险提醒孕妇，而且新研制的药物也不会进行孕期安全性测试。

　　而那时的新药恰好层出不穷。20世纪中期可以说是药品革新的黄金年代，无论人们需要沉静的睡眠、平和的心境还是曼妙的身材，似乎都可以从药品柜里找到解决方案。制药工业当然也向广大女性承诺消除一切在怀孕生产中的大大小小的不适：失眠、晨吐、流产。这些处方被四处兜售，它们出现在女性杂志的广告页上，也出现在作者和编辑的笔下。1950年11月上市的《女性家庭伴侣》（*Woman's Home Companion*）杂志刊发了一篇有关流产的文章，文中欢呼："经过在实验室里百折不回的努力，近期涌现的神奇药品多得让人心潮澎湃。"[8]种种销售策略发挥了它们的效果。有一部编年史这样描述第二次世界大战结束后美国首批生育的女性："她们是历史上用药最多的一代孕产妇。"[9]有研究表明，在1958—1965年的所有新妈妈当中，有一半人在孕期服用了 2 ～ 4 种药品。[10]

人们对于制药工业的信心一路高涨，直至接踵而来的三大悲剧事件令其折戟沉沙。这三个起初信誓旦旦的故事最终都踏上了灾难般的不归路。倾听着这些故事，我仿佛摸索到了自己恐惧孕期服药的历史根源。我开始明白，为什么这个话题搅动了我和其他许许多多孕妇内心深处的焦虑。这些故事太过惨痛，在今时今日，读来更是令人伤心。可是，我已经无法将目光再移向别处。

第一个故事始于 1961 年的夏天。[11] 刚刚当上爸爸的卡尔·舒尔特－希伦（Karl Schulte-Hillen）律师来到了德国汉堡医院的儿科给他的儿子做 X 光检查。他的儿子出生时先天双臂短小，而且没有手指。在他儿子出生之前不久，他的姐姐刚刚生下一个女儿，身体也有与此类似的畸形问题。舒尔特－希伦向儿科主任维杜金德·伦兹（Widukind Lenz）发出痛苦的问询，试图为家人受此折磨的原因求得一些解释：这是遗传导致的吗？是我们呼吸的空气或饮用的水出了问题吗？难不成，这一切当真仅仅是一个令人战栗的巧合？

伦兹医生审视着孩子的 X 光片，决定帮助这家人找出畸形的原因。他们很快在报纸上刊登了启事，招募其他具有类似问题的孩子。两个人驾着一辆老式的大众轿车走遍了整个德国，把两个新生儿的照片出示给各地的民众，询问他们是否认识类似的孩子。（舒尔特－希伦劝说人们不要怯于提供畸形儿的信息，因为照片上的男孩就是他自己的儿子。）与此同时，伦兹医生查找了几十年来汉堡市成千上万份新生儿的出生记录。结果发现，在过去25年里，仅有一例这种四肢类鳍的海豹畸形儿；但在最近30个月里，新生儿出现这种畸形的数量高达50例。由此可以肯定，定是怀孕的母亲接触了某种物质，造成了胎儿的海豹畸形。伦兹医生开始对诸位海豹儿的母亲进行详细访谈，询问她们在怀孕期间的日常生活细节。时间来到11月11日这一天，一位母亲首次提到了服用沙利度胺。

沙利度胺是一种针对孕妇失眠和晨吐的药物，而它的商品名称令人没来由地感到心里踏实——"反应停"。其制造商，德国的格兰泰化学药厂，在广告中宣称这种药品具有无与伦比的安全性，绝对不会产生任何副作用。然而事实是，这家药厂在将反应停投放进市场之前几乎没有进行什么安全测试。11月12日，伦兹医生特地询问了几位海豹儿的母亲有关沙利度胺的问题，其中4位女性都报告自己在孕期服用了这种药物。这样一来，似乎可以说伦兹医生已经捉住了这场悲剧的罪魁祸首，可是舒尔特－希伦的妻子林德（Linde）说她在孕期并未服用这种药物。后来，林德记起在自己怀孕4周时，她父亲突然去世，她的姐姐给了她一包沙利度胺，以帮助她缓解哀痛造成的失眠。她只吃了一片。

伦兹医生打电话给格兰泰化学药厂的代表，告诉他沙利度胺必须立即退出市场。稳妥起见，第二天伦兹医生又特地写信寄往药厂，信中警告道："每晚1个月澄清，就意味着有50～100个残缺不全的孩子要出生。"[12] 药厂面对医生的要求支支吾吾，拒绝将这种利润丰厚的药物下架。直至11月25日，德国一家影响力较大的报纸将这一悲惨的事件刊发在头版，药厂才终于采取行动。格兰泰化学药厂在这一天收回了所有的沙利度胺，而它造成的畸形儿高发病率现象直至9个月后才终结。太迟了，对8000多个在母腹中接触到这一药物而畸形出生的孩子来说，实在是太迟了。沙利度胺，从一种上市时声称自己毫无副作用的药品，变成了超乎想象的最恐怖的副作用的代名词。

　　6年后的7月4日，第二个故事在美国马萨诸塞州拉开了帷幕。[13] 16岁的谢利（Shelley）正在夏令营里欣赏美国国庆日炫目的烟花表演和精彩的垒球比赛，却突然发现自己内裤上有血迹。妈妈带着谢利前往位于波士顿的马萨诸塞州总医院求诊，接待她们的是妇科医生霍华德·乌尔费尔德（Howard Ulfelder）。诊断结果显示，谢利患上了一种极为罕见的阴道恶性肿瘤，叫作透明细胞腺癌。这种凶险的癌症好发于绝经之后的女性身上，可谢利却已经是乌尔费尔德医生多年来见到的第三个患上这种病的少女了。检查结束后，乌尔费尔德医生走出诊室，忍不住一直摇头，对护士说道："这种异常的高发背后一定有什么原因。"[14] 1个月后，为了保住谢利的性命，医生不得不对她的子宫和阴道实施了切除手术。

一年半后，在一次手术后的随访中，乌尔费尔德与谢利的母亲进行了一次长谈。"我想我大概没有跟您提过。"谢利的母亲说："我怀着谢利的时候，服用过己烯雌酚。您看这两件事会有关系吗？"从20世纪40年代到50年代，己烯雌酚被广泛用于美国孕妇身上，以预防流产。乌尔费尔德当时回答说，他想象不出母亲服用这种药物和孩子患病之间会存在关联。但是，当第四名患上透明细胞腺癌的少女来到他的诊室时，他下意识地问她妈妈，是否曾在怀孕期间服用过己烯雌酚，对方给了他肯定的回答。"当时我想，'我的天哪……'"医生回忆道。[15] 由此，乌尔费尔德和两位同事开始搜集其他同类病例。他们在旧金山和墨西哥城各找到一个这样的病人，在波士顿本地也找到一个。"你的研究可以停止了。"一位女儿死于这种癌症的母亲对他们说："我服用过己烯雌酚。"[16]

到了1971年，这一医师团队终于收集到了足够多的证据，将他们震惊世界的观点发表在著名的学术期刊《新英格兰医学杂志》（*New England Journal of Medicine*）上：女性在孕期服用的一种药物会导致其女儿十几年后患上癌症。[17] 很快，美国食品药品管理局对公众发布警告，提醒孕妇不要服用这种药物。这一新闻是爆炸性的——在1947—1971年，美国约有400万女性使用了己烯雌酚[18]，全球约有800万人使用过[19]。讽刺的是，己烯雌酚不仅没有进行过系统的孕期安全性检测，连它预防流产的功效也是值得怀疑的。在母腹中接触过己烯雌酚的女性胎儿在出生后患上透明细胞腺癌的风险是常人的40倍（所幸就整体而言，该病在这类人群中仍属少见），并且她们的身体还有可能出现其他问题，比如不孕或孕期并发症等。[20]

在整个事件中最令人惊骇的是导致这一患病风险升高的特殊路径：特定物质透过胎盘，由母体传递给胎儿。短短数年内，己烯雌酚从神奇药品的名单中消失，成了全世界首个可穿过胎盘的致癌物。[21]

✦

1973年2月初，在西雅图的华盛顿大学医学院的诊室里，上演了第三个，也是最后一个悲剧故事。[22]住院医生肯尼斯·琼斯（Kenneth Jones）和他的导师、儿科教授兼出生缺陷专家戴维·史密斯（David Smith）受命为8个孩子做检查。这些小病人的年龄从11周大到将近4岁不等，分别由8位母亲所生，其中2个孩子是欧裔人，3个是非裔人，其余3个是印第安人。但是，其中有4个孩子身上存在同样的特征：体形短小，小头，面部扁平，眼睑下垂，上嘴唇平滑，没有人中。他们的母亲无一例外都在孕期大量饮酒。

两位医生一起回到了史密斯医生的办公室，打开了一个被标为"未知"的文件夹，里面是史密斯医生在自己整个职业生涯中收集的由不明原因导致的出生缺陷病例。两位医生很快从这个文件夹里找出了好几个病人，和他们刚刚在诊室里见到的患儿具有相似的特征。他们又循着线索查到了这些患儿的详细病历，发现这类患儿都有一个共同点：他们的母亲长期饮酒。"我们的第一反应是怀疑自己的直觉。"琼斯医生回忆说："我们想着'这是真的吗？'"[23] 事实上，琼斯医生早已不是第一个想要弄清孕期饮酒是否具有负面影响的人了，人们在生活中观察到怀孕与饮酒之间的联系已经几个世纪了。[24] 但是，琼斯医生及其同事的确是第一批就此事做出正式诊断的人，他们在1973年6月的世界级权威医学杂志《柳叶刀》上发表了自己的观点。[25]

这一诊断被命名为"胎儿酒精综合征"，其特征正是琼斯医生和史密斯医生在诊室里所观察到的那些不寻常的症状，同时还伴有心脏和关节的畸形。琼斯医生在发表的文章中描述了研究所涉及的病人，其中也包含另外4名患儿，他写道："8名没有血缘关系的儿童，来自3个族群，但他们出生之前都在由饮酒的母亲所提供的宫内环境中进行发育，并在出生时表现出了类似的颜面、四肢和心血管缺陷。"文章在结尾处谨慎但坚定地总结道："我们认为，以上数据足以确定母亲酗酒可致胎儿发育出现严重异常。"

这一诊断刚发表时遭到了人们的排斥。不少评论指出，人类饮酒的历史成千上万年，怎会如今才发现它导致了综合征？但渐渐地，学术界和公众对于孕期饮酒的态度发生了转变。1989年，美国联邦政府要求所有在美国境内售卖的酒精饮品都贴上针对孕妇的警示标签。经过将近20年的漫长历程，孕期饮酒终于从"完全无害，甚至有益"的宝座上走下来，站到了另一边：头号可预防的出生缺陷肇因。

✦

这三桩历史悲剧让全世界震撼至今。现在，在我们所处的世界里，人人皆知胎儿是十分脆弱的，胎盘不是天衣无缝的屏障，只是一层薄薄的人体组织。作为一名孕妇，我很好奇，胎盘究竟会阻挡哪些物质，又会允许哪些物质通过呢？为了找到答案，我联系了多伦多大学儿科学及药学教授兼多伦多医院针对患病儿童开展的"母方风险"项目的负责人，吉迪恩·科伦（Gideon Koren）。"母方风险"项目组运营着目前全球最繁忙的孕妇咨询热线，每周会接入数百个求助来电，为准妈妈们解答有关服用药物、接触化学品或罹患疾病的问题。

"在孕期的大部分时间里，分隔母体与胎儿的胎盘仅有一层细胞那么厚。"[26]科伦告诉我，"不过，胎盘拥有一整套机制来帮助它完成保护胎儿的职责。"他解释说，这些亚细胞层面的防护工具包括了类似水泵的微型结构，在毒素产生效应之前就将其排出，也包括一些免疫功能的载体，捍卫着胎盘细胞的外缘，还包括若干胎盘中特有的酶，可以分解进入胎盘细胞的各种分子。

胎盘细胞的这套装备在阻止细菌接触胎儿方面做得非常出

色，但是细菌以外的物质往往可以畅通无阻。"决定某个分子是否能通过胎盘的标准，一是其大小，二是其电荷，三是其溶解度。而它是否对胎儿有害，则与此无关。"科伦强调道。也就是说，只要某种分子粒子较小，电荷中性，易于溶解在脂肪当中，那么无论它们是否携带毒性，都能穿透胎盘的层层防守。

化学分子一旦穿过了胎盘进入胎儿体内，它们对胎儿的影响力就要比对成年人大得多。原因如下：第一，胎儿躯体尚小，体重仅有几千克，导致他们所接触的化学物质的相对剂量远远高于躯体已经充分发育的成年人；第二，胎儿的解毒与免疫系统尚未成熟，无力像成年人的解毒与免疫系统那样有效运转，以清除体内的药物及其他化学物质；第三，胎儿的发育非常迅速，即便化学物质只是带来了短暂的干扰，也会引发深远的负面效应。

有关沙利度胺、己烯雌酚和酒精危害的认识姗姗来迟，对于因此而产生的诸多无法挽回的悲惨后果，科学界仍然在持续进行筛查。虽然比起事发当时，与此有关的知识已经进展了不少，但时至今日，这些物质究竟通过何种生化机制损害后代的健康，我们还没有完全弄明白。目前已知，沙利度胺抑制胎儿体内形成新的血管，妨碍胎儿的四肢及其他身体部位按正常大小发育。[27] 己烯雌酚会代替人类自身的激素，冒充"信使"，由此干扰女性胎儿生殖系统的正常发育，导致十几年后其生殖系统易发恶性肿瘤。[28] 酒精会杀死胎儿正在发育的脑组织细胞，引发智力障碍等多种神经认知缺陷以及身体结构上的异常。[29]

　　如今我学到，这些物质统称为"致畸原"，即导致正在发育中的动物胚胎或人类胎儿出现畸形的物质。这个单词源于希腊语中的"怪物"。事实上，历史学家已经注意到，古希腊神话中描述的许多怪物，例如双面门神和独眼巨人，似乎都是基于现实中的先天畸形进行创作的。[30] 在这种源远流长、与生俱来的对先天缺陷的恐惧之外，我心里还多出了专属于当代的新恐惧对象：现代化学制药及其效力。在开始围绕本月话题的文献阅读之前，我对沙利度胺和己烯雌酚一无所知，但是它们的恶劣效应被揭发时，在全社会所引发的惊恐早已渗透进我的内心并盘踞在那里。故此，从孕期一开始，我出于隐隐约约的灾难记忆，懵懵懂懂地做出了第一反应：回避所有类似的药物。

　　但是，我惊讶地发现，我的这种反应并不普遍。已有数十项调查得出了同一结论：众多女性在孕期内服下了各种各样的药品。2005 年发表在《美国围生期医学杂志》（*American Journal of Perinatology*）上的一篇报告称，在研究所涉及的 418 名女性当中，有超过 3/4 的人在孕期服用过至少一种药品，并且服用一种以上药品的人占总数的 1/3，而服用四种以上药品的人多达 13.6%。[31] 多项调查显示，女性在怀孕期间服用的非处方类药品多于她们没怀孕的时候，[32] 而且如今的孕妇服用非处方类药品也多于前几年。[33] 斯隆流行病学中心的出生缺陷研究项目追踪了 7563 名母亲及其孩子的情况，发现女性在孕期内服用五种常见的非处方药的现象在 1976—2004 年明显增多。止疼药、感冒药和抗过敏药是孕妇使用得最多的几种药品。[34]《美国妇产科学杂志》(*American Journal of Obstetrics and Gynecology*) 发表了一项涵盖上万名孕妇的调查。报告显示，65% 的人服用过对乙酰氨基酚 (即"泰诺"的有效成分)，18% 的人服用过布洛芬 (即"美林")，15% 的人服用过伪麻黄碱 (即"速达菲")。[35]

此外，孕妇也会服用医生开给她们的处方药。一项研究调查了八家健康互助组织的病历，涉及近 10 万病人。结果发现，64% 的女性在孕期内收到过至少一种药物处方。[36] 美国食品药品管理局的公开报告称，美国女性在怀孕期间平均服用过 3～5 种处方药。[37]

上述药物中的大部分目前看来似乎都对胎儿没有什么影响 (唯有布洛芬可能带来流产或胎儿心脏缺陷，虽然这种风险很小，但在孕期内还是该尽量避免服用)。因此，我对服用泰诺等药物的恐惧也许有些多余了。然而，一些科学家指出，我们对药物在孕期内如何发挥其效用的了解还远远不够——即便是人们普遍认为很安全的药物。"我们尚在迷雾中摸索方向。"斯隆流行病学中心的资深专家兼波士顿大学公共卫生学院的流行病学教授玛莎·维勒 (Martha Werler) 告诫说："孕妇应当谨慎行事。"

美国食品药品管理局已然承认有关孕期用药标识的规定不够完善。[38] 目前使用的这套孕期用药标识规定修订于 1979 年，将所有药物根据风险大小由低至高分为 A、B、C、D 和 X，A 类标识意味着"没有已知的风险"，X 类标识意味着"已知风险很高"。医生和病人都在抱怨这套字母等级标识既不易理解，也不够精确，而且难以及时纳入不断更新的用药安全研究结果。2008年春天，美国食品药品管理局提议用更为详细的胎儿健康风险信息取代目前这套字母等级标识，并指出若这样做，各大制药厂商将需要预备资金，以研究孕妇使用自家新产品的安全性。人们对这样的做法期盼已久。2000年，一项发表在《柳叶刀》上的研究报告称，79%的孕妇至少服用过一种无法提供安全风险数据的药物。[39] 更为棘手的是，前文提到的健康互助组织病历调查发现，有接近一半的孕妇曾收到过风险等级标识为 C、D 和 X 的药物处方。[40]

当然，绝不只有装在药瓶里的药丸才能算药。美国联邦物质滥用及精神卫生管理署最近的一次调查结果显示，16.4%的孕妇抽烟[41]，5.1%的孕妇吸毒[42]。而且，你猜得没错，还有一些孕妇饮酒：根据联邦政府的统计，大约占1/5。[43]（考虑到社会舆论对孕期饮酒的反对，人们猜想女性可能倾向于隐瞒自己饮酒的情况，不过研究者总能想到办法。在瑞典，一项设计巧妙的研究招募了103名孕妇。[44] 科学家直接询问她们是否饮酒，同时采集其头发和尿液样本进行化学分析。数据显示，平均每12人中只有1人承认自己在怀孕期间喝了酒，然而化学分析的结果是，多达1/4的孕妇真的喝过。）

在怀孕期间饮酒、抽烟或吸毒究竟有多么恶劣？这一问题的答案正在逐渐浮现，而它的全貌之复杂，令人惊诧。目前已知，吸烟的后果确实非常糟糕。几乎每一篇有关孕期吸烟的新研究都会让它增加一项新罪名：女性在怀孕期间吸烟，与流产、死产、早产、低出生体重、出生缺陷以及婴儿猝死综合征都有关。有一些研究还将孕期吸烟与后代的脑部发育以及童年期行为问题联系在一起，但目前尚不清楚这些问题是由母亲孕期吸烟导致的，还是仅仅与之相关。[45] 我们已经知道，母亲吸烟通过多种途径影响着胎儿：准妈妈和胎儿的血管会收缩，减少母体供给孩子的氧气和营养成分；一氧化碳与胎儿血液中的红细胞相结合，进一步降低胎儿的血氧水平；尼古丁以及其他数百种化学物质进入胎儿的血液，令其将来患上癌症等多种疾病的风险升高。（一项新近的研究显示，吸烟的孕妇如果能在受孕15周以内成功戒烟，可以保护腹中的孩子免于承受此恶习造成的大部分后果。[46] 新西兰奥克兰大学的科学家们发现，在孕15周这个"截止日期"前停止吸烟的女性出现早产或新生儿体重不足的概率与从不吸烟的孕妇相同。但如果准妈妈未能及时戒烟，那么她们早产的概率是不吸烟的孕妇的3倍，生下的孩子体重不足的概率是不吸烟孕妇的2倍。）

吸烟危害后代的证据越堆越高，而"霹雳可卡因"（一种毒性较强的可卡因）对胎儿的损害似乎不如我们原本料想得那么具有毁灭性。在20世纪80年代，霹雳可卡因开始在全美国泛滥，当时舆论就高声警告，这可能导致整整一代人变成终生无法修复的"毒婴"。一个名为"母亲生活方式研究"的大型调查项目从婴儿期开始追踪了1000多名这样的孩子，结果发现，人们预想中最可怕的情形至今尚未出现。[47]研究者在这批婴儿1个月大时进行了神经发育评估，并总结说能够检测到他们因为在母腹中接触了霹雳可卡因而受到的负面影响，只是影响比预期的小。随后，在这批孩子3岁、5岁和7岁时又进行了神经发育评估，报告称，出生前大剂量接触霹雳可卡因与童年期的行为问题有关，但这一相关关系与母亲孕期饮酒、抽烟比起来，并不突出。

　　出乎所有人的意料，目前看来，孕期酗酒对胎儿的伤害比吸食霹雳可卡因还要糟。不过，如果只是啜饮呢？比如，每周只喝两次，每次只喝一杯葡萄酒呢？研究报告对此莫衷一是，如果哪位读者试图自己跳进文献里寻宝，恐怕得做好被左右开弓、连环打脸的思想准备。有一些研究报告声称在怀孕期间适量饮酒没有坏处，其中甚至不止一篇经过了同行评议的研究称这样做或许还有些益处。2008年，一项研究评估了12 500名3岁儿童，发现母亲在怀孕期间适量饮酒（即每周饮酒2杯以内）所生下的女儿，比起母亲滴酒不沾所生下的女儿，出现情绪问题的风险更低；而适量饮酒的孕妇所生下的儿子，比起禁酒孕妇所生下的儿子，出现多动问题、品行问题的概率更低，且认知技能得分较高——这篇报告迅速点亮了我的所有孕妇朋友的电子邮件收件箱。[48]

　　这篇报告的作者来自伦敦大学学院，他们在文章中指出，与禁酒者相比，适量饮酒者往往来自受教育程度较高、收入水平较高的人群。因此，两个群体在社会经济地位上属性的不同比孕妇的酒精饮用剂量本身，更适合用于解释儿童测评结果的差异。（包括这一研究在内的多项研究都发现，在西方社会中适量饮酒的女性比滴酒不沾的女性年龄大、学历高、更富裕，并且产前护理也更完善，这一点令我深感意外。）不过，这篇报告的第一作者伊冯·凯利（Yvonne Kelly）补充道："还有一种可能的解释是，适量饮酒的母亲倾向于让自己活得自在一点，这种心态导致她们的后代在行为和认知方面有更好的表现。"[49]

"这么说来，等会儿在回家路上，我可以冲进酒吧来一杯？"我的一位孕妇朋友回复邮件说道（我猜她打字的时候做了鬼脸来着）。我告诉她，在她着手实施之前，应当读一读观点完全相反的另一大堆研究文献：孕妇即便只是适量饮酒，也与其后代的行为、学习和注意力问题相关联。动物研究也表明，哪怕只接触很小剂量的酒精，也会导致后代爱上这种味道，进而使它们在发育成熟后主动寻求饮酒。

对立证据造成的难以下定论已经成为孕期内适量饮酒是否有害这一议题上不可撼动的定论。基于此，广大医师和公共卫生管理者的建议往往模棱两可——而他们含糊其词的程度倒像是从一个模子里刻出来的。"对于孕期饮酒，目前不存在任何一个已知的安全剂量。"我的产科大夫、我书架上的怀孕指南作者以及美国国家卫生研究院、疾病控制中心、畸形儿基金会的发言人都喜欢背诵这句话。尽管我本人讨厌鼓吹孕期饮酒的观点，但这种复读机式的官僚腔调仍然激起了我的反感。我母亲那一代甚至是我外婆那一代的美国女性在怀孕期间都饮酒,照样生出了大批健健康康的孩子,这又怎么说呢?

我决定把这个疑问直接提交给肯尼斯·琼斯,那位在1973年定义了胎儿酒精综合征的医生。现在,他已经是加利福尼亚大学圣地亚哥分校儿科部畸形儿研究室的负责人了。我打电话给琼斯医生,他的嗓音令人如沐春风,我用一种个人化的方式提出了疑问,这或许让他有点意外。

"我母亲怀我的时候常常喝酒。"我告诉医生,"可是您看,我挺健康的。"我从自己的声音里听出了一丝心虚,而琼斯医生的反应让我更加忐忑:他笑了。

"这么说吧,我的第一反应是,'你确定你够健康吗?'如果你母亲在怀孕期间没有喝酒,你会长成什么样子呢?"

"说真的,关于孕期饮酒的后果,我们还有很多地方没有弄清楚。"琼斯医生继续解释道。不同的孕妇,不同的胎儿,对于酒精的承受能力是不同的。就好比有些成年人可以每晚干掉好几瓶啤酒而依然神志清醒,而另一些成年人喝半瓶啤酒就走不了直线了。每个孕妇和胎儿的酒精代谢能力也不一样。(这个道理也适用于其他物质:2002年的一项研究发现,吸烟的孕妇如果带有两个常见遗传特质中的任何一个,发生早产或生下低体重婴儿的风险会更高,而这两个遗传特质影响的是孩子清除体内特定化学物质的能力。[50])怀孕期间的饮酒剂量或许也和其他因素(比如营养条件或应激水平等)结合在一起,从而在不同胎儿身上造成不同影响。琼斯指出，即便是酗酒的孕妇，也并非人人都会生下患有胎儿酒精综合征的孩子。事实上，有一项研究表明，在贫穷且酗酒的孕妇当中，有71%的人产下了患有胎儿酒精综合征的孩子，而在较为富裕且酗酒的孕妇当中，仅有4.5%的人产下了病儿。[51]这一差异或许是后者的营养条件较好造成的。

"总而言之，我们确实没法知道在哪些时候喝酒是安全的，哪些人喝酒是安全的。我们不可能给出确凿的答案，所以只能告诫全体女性'在怀孕期间不要饮酒'。在我看来，这样的建议性价比最高。"

琼斯医生说得倒是轻巧。不过，好吧，权衡过两方证据之后，我决定坚持滴酒不沾的路线。并且我会继续对大部分药物敬而远之，因为我现在已经知道，我们对药物的孕期影响仍然所知太少。但是，对那些生活中避不开的化学物质，我又该怎么做呢？

✳

一旦你为人父母，便会将原本那个由坚固的实木、明亮的玻璃以及柔软的布料构成的世界抛在身后，进入一个塑料制品宇宙：便于擦洗、不会碎裂、色彩艳丽。每天早上，我要先绕过地板上四散的塑料小汽车，磕磕绊绊地走向厨房；在厨房里，我用塑料盘子放好特迪的吐司面包，用塑料水杯倒好特迪的牛奶；等他吃完早餐，他会去玩各种塑料玩具，而我则用另一套塑料餐具为他盛好午饭。和20世纪中期的神奇药物热潮类似，塑料制品让我们的生活更加舒适便利。尽管许多事情使用天然材质的制品也能完成，但塑料制品进一步提高了我们的生活质量。在20世纪50年代，通用电气公司的科学家们曾梦想创造出"合成人"[52]，即身体由塑料材质制成的人。然而，与沙利度胺和己烯雌酚的情况类似，在塑料给我们的生活带来的改变当中，也存在一个从有益到有害的转折点，让我们不得不思考如何进行自我保护。

我对塑料制品危害性的认识始于2008年的春天，我第一次怀孕之前的几个月。4月中旬的一天早上，我的电子邮箱忽然被一些家长转发来的邮件塞满了，一时间，我脑中警铃大作。至今想起当时的情境，我仍会觉得脑袋嗡嗡作响。这些邮件的标题差不多，都是诸如"重大事件！""必读！""惊爆！"之类的。美国国家毒理学项目组发布了一份有关双酚A的预研究报告。[53] 双酚A是一种合成化学物质，广泛存在于塑料制品当中，其中自然包括婴儿奶瓶和餐饮容器。国家毒理学项目组的工作人员审阅了数百份基于动物实验的研究报告，对双酚A可能伤害胎儿、婴儿和儿童表示出了"一定的关切"。文章写道："对于在动物生长发育方面的消极影响，上述研究提供的证据很有限，我们还需要更多的证据才能更好地理解它对人类健康的意义。但是，鉴于在上述研究中导致动物身上的消极后果的双酚A接触剂量与人类在日常生活中的接触剂量相似，我们不能忽视双酚A影响人类发育的可能性。"

报告的谨慎措辞远远不足以纾解我那些家长朋友心中的焦

虑。几天后，他们的担忧得到了肯定——加拿大卫生部宣布将双酚 A 列入"危险物质"清单。似乎就在一夜之间，双酚 A 恐慌席卷了我所住的曼哈顿上西区的家家户户。一个原本晦涩难懂的工业用化学物质名词如今在游乐场和超市里随处可闻；一个个在大学阶段主修当代自由艺术的家长们聊起天来俨然化学专业博士，而他们的宝宝则在一旁抱着锃亮的金属材质保温杯喝果汁，而不再用塑料材质的鸭嘴杯了。整个美国都在上演类似的情形。消费者——其中大部分都是忧心忡忡的家长——大声疾呼只要不含双酚 A 的产品，而各个企业争先恐后地满足这一要求。仅仅过了几周，婴儿奶瓶制造商倍儿乐（Playtex）和运动水杯制造商乐基因（Nalgene）就宣称他们正在努力清除各自产品中的双酚 A 成分，而沃尔玛超市、CVS* 和玩具反斗城等连锁卖场也承诺将含有双酚 A 的商品全部下架。

　　一切发生得如此迅速，以至我不禁开始好奇：我们对塑料的怀疑是否由来已久，是否在心里早就觉得它完美得不真实？塑料，是非天然的同义词：它不像木头会开裂，也不像玻璃会破碎——实际上，正是双酚 A 这种成分使得塑料制品不会碎裂的——从而让它在人类生活中得到广泛应用。在这种令人赞叹的便利性的背后，必然隐藏着某些代价，而现在终于到了认清这种代价的时候。

---

* 美国门店最多的连锁药店。——译者注

★

起初，人们获得有关塑料材质中蕴藏风险的线索纯属偶然。1998 年 8 月，华盛顿州立大学的遗传学家帕特丽夏·亨特（Patricia Hunt）被自己实验室里发生的一个意料之外的情况给难住了。当时，亨特正在通过大鼠进行实验研究，以探索为何年龄较大的女性容易产生某些卵子，生下类似于唐氏综合征患儿等有染色体异常的后代。实验在前期一直进行得很顺利，但突然之间，对照组大鼠——正常、健康、年轻的雌性大鼠——的卵子"砸锅了"，异常率从 1% 飙升到了 40%。亨特百思不得其解，重新检查了实验中的每一个有可能造成这一现象的变量：大鼠的食物、实验室的空气流通、用于培育大鼠卵子的介质。

最终，她找到了答案，而这个答案令她大吃一惊。一名临时来工作的实验操作员错误地用一种强力清洁剂清洗大鼠所住的塑料笼子和饮水用的塑料瓶子，令这两种塑料制品遭到腐蚀，释放出微量的双酚 A。亨特起初对双酚 A 导致大鼠卵子的异常率飙升感到难以置信，她一次又一次地核查，让一批新的实验动物使用被腐蚀了的塑料笼子和塑料瓶子，也尝试过让另一组新的大鼠直接食用双酚 A。而所有的核查结果都表明，双酚 A 就是罪魁祸首。然而，她回忆道："我把这些数据压在案头好几年，因为我得确定自己一丝一毫都没有做错。我逐渐意识到，我必须告诉大家，只要低剂量的双酚 A 就会带来危险。这件事真的非常严重。"

她的这一发现确实影响重大，而且会引发争议，因为这一结论挑战了毒理学自古以来的信条：剂量决定毒性。科学家们一直基于这一信条去理解化学物质的效力，即接触量越大，损害越大；反之，微量的毒物不会造成损害——我们的政府管理系统自然也赞同科学家的理念。然而，双酚A不遵循上述规则。包括亨特在内的许多研究者都表示，双酚A属于内分泌的替代"信使"，这类物质（己烯雌酚也属于此类）可以模拟人类自身分泌的激素去发挥调节功能——当然，做的都是无中生有、画蛇添足的事。

例如，己烯雌酚于1938年首次由英国科学家查尔斯·爱德华·多兹（Charles Edward Dodds）合成，其研究的出发点就是发明一种易于生产、价格低廉的人类雌激素。[54] 己烯雌酚的功效是人体内的天然雌激素的3倍。事实上，它是如此强大，当时在多兹实验室里工作的男性科学家在吸入这种物质之后，乳腺开始发育。而双酚A最初也是在20世纪30年代作为一种人工合成的雌激素吸引了人们的注意。大约20年后，当塑料开始步入大规模生产的阶段，制造商们尝试着添加包括双酚A在内的各种化学物质，以提升塑料制品的性能：让塑料变得柔韧，让塑料散发香味，或让塑料坚固又透明（双酚A做到了这一点）。如今，每年用于塑料制品中的双酚A总重量为272万吨。

己烯雌酚和双酚A这些类似激素的化学物质不同于铅、石棉等我们所熟悉的毒物，不具有传统意义上的毒性，但它们会通过干扰人体自然的激素信号系统造成极大破坏。[55] 只需很小的剂量，它们就能够阻断正常发育——事实上，小剂量的类激素反而危害特别严重。假若剂量够大，我们的身体会将之识别为侵入者，启动免疫机制保护自己，把它们清除掉；而若剂量很小，我们的身体则难以察觉，误以为平安无事。考虑到胎儿期是生命各个阶段中身体发育最快、影响最深远的，胎儿在面对这些内分泌破坏者的时候尤其脆弱，无法保护自己不受其损害。古老的毒理学信条在此或许可以改写为：时机，而非剂量，决定着毒性。

在自己的实验室发现大鼠卵子异常的原因之后，亨特决定把调查双酚 A 的效用作为自己下一步研究的重点。在随后的几年里，她和密苏里大学的弗雷德里克·冯萨尔（Frederick vom Saal）以及罗切斯特大学的莎娜·斯旺（Shana Swann）一起，积累了数量可观的动物研究数据，都是围绕着双酚 A 在激素和生殖功能方面导致异常，使得癌症和糖尿病患病风险升高。他们的工作有条不紊地推进着，终于在 2008 年通过国家毒理学项目组，向公众发布了研究报告，在美国全境敲响了警钟。

许多科学家表示，这份研究报告提供了分量足够的证据，人们应当开始警惕。而另一些人，其中包括塑料制品行业和化工原料行业的代表以及部门政府机构官员，则认为人们的恐惧有些过火，因为尚无证据表明双酚 A 对人类有害。在两派对立观点的喧闹中间，一件小事忽然跳进了我的脑海。这天傍晚，我回放着对亨特的采访谈话录音，再次听到了她的那段话。"我发现大鼠的卵子异常和它们接触双酚 A 之间存在关联以后，就坐在书房里阅读了我能检索到的所有有关双酚 A 的文献资料。"亨特的嗓音听起来很柔和，"过了半小时，我实在按捺不住，离开书桌冲进厨房，把我所有的塑料餐具都扔进了垃圾桶。"

我按下暂停键，静静地坐着，陷入沉思。过了一会儿，我起身走进自己的厨房。我打开橱柜，里面堆叠着的塑料餐具哗啦啦地倒了下来：特迪的盘子、碗和杯子，我的特百惠食盒和水壶。我检视着每一件餐具底部的标签：为了便于分类回收而印制的一些数字，比如 3、6 或 7。（在我了解双酚 A 的过程中，读到了一首便于记忆的小儿歌："4、5、1 和 2，除此以外都糟糕。"）我又检查了其他标签已经模糊不清的餐具，把所有表面粗糙的都丢进了垃圾桶。接着被投进垃圾桶的是特迪小时候用过的婴儿奶瓶，等我肚子里的这个宝宝出生，我会重新买几个不含双酚 A 的。现在，我小心翼翼地注视着剩下的东西。有些东西用起来实在便利，让人舍不得抛弃。例如，特迪的幼儿园要求给每个孩子准备的午餐饭盒都得是可以反复使用的。好吧，我姑且让它们留在厨房里度过一段缓刑期，但我绝不会再把它们放进微波炉或洗碗机，因为高温和磨损一样，会增加双酚 A 的释放。

回到我的书桌前，我感觉好多了。不过，我从文献中得知，整顿厨房对于减少我们一家人对双酚 A 的接触量来说作用十分有限。双酚 A 无处不在，从咖啡机、食物料理器，到骑行头盔、汽车零件，再到净水器和牙科封闭剂。它既在我指尖的键盘里，也在我鼻梁上的眼镜中。而且，双酚 A 并不是唯一迟迟接受安全质疑的塑料成分。邻苯二甲酸盐是另一类合成化学物质，添加在塑料制品当中可使其柔软而富有弹性，也被用于香水和化妆品当中以保香味不流失。动物实验表明，雄性胚胎若在母腹中接触到邻苯二甲酸盐，其正常发育将受到干扰，无法彻底"雄性化"。在人类身上，男性胎儿接触邻苯二甲酸盐意味着有较高风险出现尿道下裂，这是一种尿道开口位置出错造成的阴茎形态异常。2008 年，一项发表在《环境卫生展望》（*Environmental Health Perspectives*）杂志上的研究报告，美发师和美容师等在孕期内经常接触发胶（往往含有邻苯二甲酸盐）的女性，生出尿道下裂的男婴的概率是其他女性的 2.3 倍。[56]

　　邻苯二甲酸盐和双酚 A 一样，遍布于我们的日常生活，从卫生间浴帘到汽车内饰，从润肤露到洗发水，无处不在，却极少被标注在这些产品的标签中。（在欧盟国家，现在邻苯二甲酸盐被禁止用于化妆品；在美国，它被禁止用于儿童玩具。）就像佐餐饮品或头疼药片一样，塑料早已深深地嵌入每个人的生活，与我们密不可分。

　　我将和亨特的采访谈话录音倒回去重放。她提到人类需要对于像双酚 A 这样的化学物质的潜在风险进行管控，并针对已经造成的危害做好行动方案。她说起了自己的切身经历。"我是一个己烯雌酚女儿。我妈妈在怀我的时候服用过己烯雌酚。"不幸中的万幸是，亨特逃过了透明细胞腺癌的诅咒。可是，她仍然没有逃过乳腺癌。在曾经于母腹中接触过己烯雌酚的40岁以上的女性当中，患上这种癌症的人数是未曾在母腹中接触过己烯雌酚的同龄患病女性人数的2.5倍。亨特注意到，双酚A一度也被作为合成雌激素使用，只是因为己烯雌酚效力更强劲而没落了。意识到这两种物质都悄悄侵入了她的生命，亨特感到毛骨悚然。"我母亲在孕期服用过己烯雌酚，以及我在实验室里意外发现双酚A的影响，这两件事像惊雷一样劈在我头顶。"作为己烯雌酚悲剧中的一员，亨特感到吸取历史教训有益于解决当今围绕双酚A的争论。"人们对我说，'你只是用大鼠做实验，那研究结果和人类有什么关系呢？'而我的回答是，'我们曾经直接用人类做过己烯雌酚实验，你真心想再来一次吗？'"

第二天早上，我带着特迪去幼儿园，手里拎着他的塑料午餐盒，一边走，一边忍不住左右观察。现在，什么东西在我看来都是有毒的：超市门口卸下货物无所事事的卡车正在呼呼地排放尾气；开走的轿车在路边留下了一滩滩灰绿色的防冻剂；倚在墙边的流浪者手指间夹着香烟，烟气缭绕，以幼儿园小朋友的身高，他们的鼻子正好能第一个吸到。这段时间的工作加深了这幅画面给我的印象：每一天，我们都在发现新的有害于胎儿的环境风险因素。手机有辐射，牙科填充材料含汞，睡衣用阻燃剂多氯联苯处理过。（这个真是吓坏我了：夺命睡衣？）

我带着特迪沿百老汇大街往北走，思绪却转向了昨晚读到的一篇研究。从1998年开始，研究者招募了500多名孕妇，她们的住所均匀分布在南布朗克斯和上曼哈顿区，离我此刻经过的地方仅几个路口之遥。[57]这些孕妇每人都领到了一个一模一样的黑色背包。她们早上一起床就得背着它，无论她们是白天在家里、去工作还是出门逛街，都要时时刻刻背着这个背包；夜晚入睡时，她们要把这个黑色背包放在椅子上，并让椅子紧挨在自己床头。这样的行为需要持续2天。在每一个背包里，都设置了一台空气质量监测器，用于不间断地测量一族叫作多环芳烃的污染物水平。（多环芳烃常见于汽车尾气、香烟烟气以及工厂废气。）

监测器的数据表明，参与研究的孕妇100%接触到了多环芳烃。她们的孩子出生时，研究者采集了其中60个孩子的脐带血进行化验，结果显示，其中40%的孩子身上存在多环芳烃造成的DNA受损——这种损害与癌症风险升高存在关联。进一步的分析发现，出生之前接触高水平多环芳烃的孩子在3岁时表现出认知发展迟滞的概率升高了2倍多，而这个年龄的认知测验分数较低预示着他们上小学后学业成绩不佳；到了5岁时，这些孩子的智力测验分数也低于出生之前接触多环芳烃较少的孩子。研究者目前仍在持续追踪这些孩子，以探索更长期的效应。

我脑海中已有多个庞然怪兽隐然逼近，如今又得加上一个：空气。自从我开始阅读有关孕期化学物质暴露的文献，我就变得有些神经兮兮。这种奇特的精神状态提醒了我，让我回想起特迪刚刚学会抓握和爬行的时候，周围世界的组织结构似乎也随之发生了变化。仿佛就在那一瞬间，我目之所及充斥着可能令他哽噎窒息的小零件，或可能令他翻滚跌落的陡峭台阶。我想知道，在自己对于化学物质的新认识当中，有多少是虚假警报，又有多少是必要的保护呢？

哥伦比亚大学儿童环境卫生中心的负责人弗雷德里卡·佩雷拉（Frederica Perera）是上述背包空气研究的发起者。我刚把特迪送到幼儿园，就给她拨了电话。佩雷拉告诉我，她对污染物影响胎儿的研究兴趣始于30多年前，当时她正致力于探索成年人接触环境污染与患上癌症之间的关系。

"那个时候，我要为参与这个研究的成年人寻找一批对照组，也就是一些完全不会接触环境污染的人类。"佩雷拉说。她灵机一动，打算将刚出娘胎的新生儿作为对照组。"于是，我取了一些脐带血和胎盘组织的样本送去化验。我收到结果以后，扫了一眼，立刻打电话到实验室去，'错了错了，肯定是哪个家伙干活不上心，麻烦你们重新化验一遍吧。'后来实验室打电话给我，说'没错啊，结果都没问题。我们重新化验了一次，数据还是一模一样。'这让我震惊不已。我认为这些样本纯净无瑕，可是它们被证明已经遭受了污染。"

她迅速将研究重心从成年人转向了胎儿。从此以后，佩雷拉等人的研究逐渐将在孕期内遭受交通空气污染与后代出生时的负面情况联系在了一起，后者包括早产、低出生体重以及先天性心脏病等。例如，加利福尼亚大学洛杉矶分校的流行病学教授贝亚特·里茨（Beate Ritz）于2002年发表了一项研究，结果显示，居住在洛杉矶空气污染严重地区的孕妇生下的后代患有先天性心脏病和心脏瓣膜缺损的概率是其他人的3倍。[58] 里茨在2007年所做的另一项研究表明，居住在一氧化碳或粉尘浓度较高地区的孕妇早产的概率，比居住在空气清洁地区的孕妇，高10 ～ 25个百分点。

科学界严肃审查的污染物不仅有多环芳烃，还包括一氧化碳、二氧化氮、臭氧以及空气中的一些微粒。这些物质可能会损害孕妇的健康，可能会影响胎盘的正常运作，可能会进入胎儿的血液，通过种种方式危及后代的健康。环境污染也有可能改变正在发育的胎儿的基因表达。佩雷拉及其同事目前正在探究出生前置身于高水平的交通污染当中是否会导致特定的表观基因发生变化，使得出生后患上哮喘的风险升高。类似的观察结果促使科学家们所担心的环境污染受害者发生了转变。"过去，我们总是担心脏空气对老年人和哮喘病人的影响。"佩雷拉对我说："而现在，我们担心它伤害尚未出世的孩子。"

研究者用来测算污染物影响的工具有很多，其中之一就是生物监测。这种技术能够帮助研究者了解人体的体液和组织中携有的环境化学物质的水平。生物监测研究可以让我们知道，自己的身体里有多少环境污染物，这一数据所构成的概念叫作"体内负荷"。根据美国国家疾病控制中心所做的一系列研究，双酚 A、邻苯二甲酸盐、多环芳烃以及汞、铅等传统意义上的毒物，存在于大部分调查参与者的血样或尿样当中。

这些化学物质已经渗入我们的整个星球，无人可以独善其身。[59] 住在城市近郊的富裕阶层偷偷把抗抑郁药倒进下水道，在黑暗中形成几个小小的漩涡，一段时间后，极地冰原上的北极熊身体里的阻燃剂含量升高。[60] 过去，科学家们的"合成人"梦想从某种意义上来说已然成真——如今每个人的躯体中都有了一些塑料成分。和佩雷拉曾经以为的一样，现在的我也宁愿相信子宫是这个星球上最后一个未被污染之地，可是人类在这方面也早已脱轨。新生儿脐带血中平均含有的现代化工产物多达200种。[61] 正如背包研究所显示的，我们托着腹中的胎儿融入了这个世界。它们和我们一起穿行于车水马龙的街头，现身于烟雾缭绕的聚会，忠实地接纳着我们所饮的酒、所吞的药。虽然它们还未出生，却已经帮母亲承担了一部分"体内负荷"。

这些环境污染物出现在我们体内，对我们的健康意味着什么？对我们腹中孩子的健康又意味着什么？一个潜在的回答是：我们不知道。怀疑论者表示，这些物质存在于我们体内，并不等于它们对我们有害。事实上，我们的政府管理系统一直以来都是基于这样的逻辑而运作的。除非某种物质被确证为有毒性的，否则便可听之任之。因此，在主要的现代化工产物当中，约有80%的物质从未接受过与人类早期发育问题有关的评估。[62]

　　不过，一些科学家和公共卫生倡导者提议，人们应当反驳上述逻辑：合成化学物质应当首先被证明对人体安全，然后方可允许它们进入日常生活（它们将不可避免地进入我们的身体）。这样的理念叫作"预警原则"，南丹麦大学环境医学系主任兼哈佛大学环境卫生兼职教授菲利普·格朗让（Philippe Grandjean）是它最深谋远虑的支持者之一。"预警原则调换了举证的责任方。"格朗让解释道："合成化学物质的制造商需要向公众证明产品不存在风险，而不是要求科学界反复证明产品的危害性。"

　　在职业生涯早期，格朗让研究的是儿童期接触铅污染的影响。后来，他又成了发出胎儿期汞污染警告的首批学者之一。他表示，对于铅污染和汞污染这两大事件，政策制定者在最终采取行动之前都浪费了太长时间，以致数百万人未能尽早避免其负面影响。而现在，他注意到同样的情节又在双酚 A 事件及其他环境污染物争议中重演。他对我说："任何时候，如果我们要评估某种化学物质的风险，我们都必须考虑它在人类个体最脆弱的生命阶段的效力，这当然包括在胎儿期内的影响。"

　　作为个人，我们可以在自己的生活中尝试执行预警原则。我们可以把有安全疑虑的化学物质从家中清除出去，也可以在购物时仔细阅读商品说明，谨慎选择。不过，即便是最有决心的孕妇也势单力薄。真正的改变需要全社会一起努力，进行更全面的检测，提供更细致的标签，采取更严格的监管。不仅如此，格朗让补充称，还得行动迅速："我们需要吸取过往的教训，否则必然重蹈覆辙。"我一边听着他的话,一边不自觉地点头赞同。挂掉电话,我感觉心中涌起浩然正气。

★

我这次怀孕快满4个月了。此前,我心里闷着一股说不清道不明的焦虑,担心孕早期的轻松日子不再继续,而现在,我终于渐渐将这些烦扰呼出体外。就在这个时候,我接到了一个朋友打来的电话,她的预产期只比我的晚几周而已。发现我俩同时怀孕时,我们都高兴坏了,一起想象并排推着两台婴儿车去逛街。

"我的宝宝没了。"她平静地说。

悲伤和震惊席卷了我的全身,夹杂其中的,还有另一种情绪:羞愧。我意识到,在阅读有关己烯雌酚的文献时,我脑海中曾经隐约浮现过谴责,不仅是对那些随意开出这一处方的医生,也对那些乖顺地服下这一药品的孕妇。我不明白,为什么她们不能更谨慎一些?为什么她们不多问清楚一点?我朋友所承受的痛苦给了我这种站着说话不腰疼的态度一记响亮的耳光。如果市面上存在一种预防流产的药物,为什么我可怜的朋友不该遵循医嘱去期待一个好结果呢?同理,为什么那些经历了可能致命的先兆子痫的女性,或是每天早上呕吐不止难以进食的女性,又或是提前2个月就分娩发动的女性,不该遵循医嘱去期待一个好结果呢?我们应当看到,在上述任何一种情形下,提供给孕妇的用药选择都是极其有限的:几乎没有什么能够有效解决问题的药,也几乎没有什么已知绝对安全的药。

事实上，不少研究者已经就这一领域的药品问题发出了警告：严重缺少针对孕妇的有效处方。[63]自沙利度胺和己烯雌酚的噩梦之后，制药企业日夜惶恐，纷纷避免开发或测试针对孕妇的药品，而制药行业和政府机构的临床试验也规定程序，将孕妇排除在外。"过去20年来，只有一类新药注册为孕产用途，这种情况只会愈演愈烈。"2008年，一篇发表在《开放科学图书馆：药学》（*PLoS Medicine*）上的文章针对当时没有任何孕妇用的新药进入临床试验阶段的情况，如是写道。这篇文章指出，自1981年起，全球范围内共研发了37 000种新药，但其中仅有17种以孕妇为目标人群。这一数字，不仅不到同时段内心脏病新药研发数量的3%，也不及同时段内卢伽雷病新药研发数量的一半。在美国，卢伽雷病（肌萎缩侧索硬化，俗称渐冻症）每年新增的病例不足6000例，而每年的新生儿却有400万个。因此，广大和我一样的准妈妈们其实生活在一个工业制药之前的时代，可这并非完全出于我们的意愿。

缺乏适合孕妇服用的药品，但若是仔细审视这个说法，或许又会有些莫名。固然，能够预防先兆子痫或早产的药物对许多女性来说无异于天使的福音。另一些女性原本就需要长期服药，因此在怀孕期间也要坚持服用。而我自己，没法克服对孕期服药的反感——直至我突然醒悟自己其实早就这么做了。有一种药品，是包括我在内的数以百万计的孕妇每天都在毫不顾忌地服用的：

叶酸。这天早上，我从药瓶里倒出一片叶酸在手里，却陷入了思考。我想知道，它到底是什么？为什么产科医生强烈要求孕妇服用它？事实上，和沙利度胺、己烯雌酚背后都藏着故事一样，这些白色的小圆片的背后也有它自己的故事。

1983年，英国科学家兼医生尼古拉斯·瓦尔德（Nicholas Wald）决心尽力为一些生下先天性脊柱裂孩子的女性提供帮助。先天性脊柱裂是一种出生缺陷，患儿的脊柱及其保护性的外层发育不完全，往往会带来致命的后果。而且女性一旦生下了患有脊柱裂的孩子，再生出患有同样问题的孩子的概率是其他女性的10倍。没有人知道如何预防这一缺陷，医生只能告诉患儿的母亲：这完全是由基因决定的。当我前往伦敦与瓦尔德——如今的沃夫森预防医学研究所所长——会面时，他告诉我："许多这样的母亲惊恐不已，不敢再怀孕，害怕下一个孩子也成为受害者。"[64]

瓦尔德和其他医生注意到，脊柱裂在那些饮食短缺的穷苦女性的后代中较为多见。他猜想，是不是某种营养成分的缺乏造成了这一先天畸形？作为当时医学研究委员会维生素项目组的首席研究员，他抓住机会，着手检验这一假设。维生素项目组的研究涉及7个国家、33所医院、1817名先天性脊柱裂患儿或具有类似的神经管缺陷患儿的母亲。这些女性被分为四组：一组服用叶酸（一种B族维生素）；一组服用其他复合维生素；一组服用这两种药品；还有一组什么补充剂都不服用。最终，服用叶酸的女性，比起什么补充剂都不服用的女性，再次生下具有神经管缺陷患儿的概率低72个百分点。[65]"我们一得到这个数据，就提前结束了这个研究。"瓦尔德说道。

现在，瓦尔德认为每个已经怀孕或打算怀孕的女性都应当服用叶酸。他的这一发现发表在1991年的《柳叶刀》上。次年，美国联邦公共卫生部发布指导建议，鼓励所有育龄女性每天服用叶酸。1998年，政府的行动变得更为积极，在全国的食品供应中添加叶酸，用这种维生素增强面包、谷物早餐以及其他主食制品的营养。自此以后，美国的神经管缺陷发病率减少了1/3。

一枚小小的药片阻止了重大的出生缺陷。制药商们曾经许下的梦幻般的承诺，终于由叶酸实现了。瓦尔德的研究拯救了成千上万名可能遭受肢体残疾的孩子，让他们带着健康、完好的身体来到这个世界。让我们畅想，未来的新药成功预防了其他源于胎儿期的障碍、给更多孩子以幸福的那一天——美国每年有数十万婴儿早产，有25万孕妇经历先兆子痫，还有3%～5%的新生儿患有出生缺陷，原因不明。

在未来，度过一个健康的孕期也许意味着严格限制与有害物质的接触，同时充分利用有益物质。其中的微妙之处，就像历史上曾发生过的一样，在于如何将二者区分。

看，是个男宝宝/女宝宝

我想生一个男孩。但是，这么直接说出来真的好吗？

我想生一个男孩，因为我太熟悉小女孩了。我从小和姐姐一起长大，上幼儿园的时候，我所在的班级是全女班，一共有30个小女孩。我的童年是满屋子的丝绸发带和公主鞋，我的青春期弥漫着"秘密"牌止汗露和"爱之宝贝"牌香水的味道。而我对小男孩一无所知，直到我生下了特迪。这或许就是我为什么这么想再生一个男孩的原因。

11月的这个上午，阳光出人意料地和煦。我坐在特迪幼儿园楼顶的游乐场，一边听着众多家长的叽叽喳喳，一边注视着孩子们达尔文式的竞赛，那场面真像是纪录片里热带大草原上的狮子和羚羊。"美雅，我们不能掐自己的朋友哦！"坐在我旁边的一位母亲大声喊道。"她不是我朋友。"美雅用耸肩回应自己的妈妈。

小女孩身上急迫的自信和随意的冒犯让我耳边仿佛响起了十几年前的回声。而在我眼里，小男孩是新鲜事物，我看他们就像在动物园里参观似的：瞧瞧这个家伙是怎么把另一个推倒在地，又立即举起双手表示没有恶意的！瞧瞧他们是怎么往同伴中间钻的，挤挤挨挨就像地球上任何一个地方的幼兽！处在这场大混战中心的是我儿子特迪，他正在开怀大笑。唉，我真想再生一个男孩。

可是这个愿望伴随着一大堆顾虑。尽管这个愿望仅属于我个人，但我知道我的这一偏好与自古以来全球许多地方的传统观念恰好一致。古希腊人相信，正常的怀孕过程会产下男孩；如果生女孩，证明孕期出了问题。[1] 在曾经的中国和印度，大量女性胎儿遭遇人工流产，只为追求生出男孩。这些信息都让我为自己的愿望感到不自在。尽管不是有意为之，但发现自己和这些不合理的态度及行为凑到了一起，仍然令人困扰。而且，我的这个愿望似乎带有搅乱自然秩序的意图，感觉有点危险，可能会引来祸患。也许，马上要落下一道天雷劈中楼顶，以惩罚我不知天高地厚的妄想。

★

事实上，历史上第一位整理记录出生性别比例的学者将男婴和女婴数量大体相等的现象看作神明存在的证据。约翰·阿巴思诺特（John Arbuthnot），英国女王的内科医师兼富有开创性的统计学家，于1710年发表了题为《从两性出生数量的稳定规律认识上帝》的文章。[2]他利用1629—1710年伦敦各个教区所记录的每周出生和死亡清单，统计得出男婴和女婴的比例十分稳定，由此得出结论说这绝非偶然。[3]他也注意到每年出生的男婴比起女婴总是略微多几个，并认为这小小的超额设计是为了"男性容易遭遇外界事故"而做的预备。

如此精确的校准确保了挪亚方舟式的配对：一公一母。"大自然中无处不是上帝的旨意，男女数量严格持平就是其中一项。"阿巴思诺特在文章中衷心赞美道："遵照这样的安排，人类永远不会衰落、灭亡，因为每一个年龄适当的男子都会有一个年龄适当的女子来配他。"在他看来，男女数量持平是神明存在的铁证，而且说明一夫多妻和不婚主义都是"违背自然规律和正义法则的。"对于这样的观点，牧师们当然非常赞同，因此在布道台上积极地向信众传播阿巴思诺特的研究结果。

抛开传教目的，《从两性出生数量的稳定规律认识上帝》一文是科学史上的一座里程碑：它第一次使用了推断统计。[4]为了检验有多少男婴和女婴出生，阿巴思诺特开创了数学的这一大分支。这篇文章本身同时也是一个古老的例子，说明新生儿的性别总是承载着某些意义，既包括现实中的，也包括形而上的。

无论如何，我们都想要进一步理解自然（或者也有可能是偶然）给我们的孩子安排的计划。想提前知道宝宝是男是女的愿望不仅自古就有，而且遍布全球。研究古埃及的考古学家们展开

3000多年前的"柏林莎草纸卷"进行翻译，发现自己破解的是一套鉴定胎儿性别的测验方法。[5]"你们要把小麦和大麦分别装进布口袋里（其中混着椰枣和沙），让女人每天尿在上面。如果二者都发芽，她就能生下孩子。如果小麦发芽，她会生一个男孩。如果大麦发芽，她会生一个女孩。如果二者都不发芽，她就生不出孩子。"（顺便说一句，这个测验方法不算太糟糕。20世纪的科学家们在复制这一测验时发现，孕妇的尿液有70%的概率能够促进植物种子迅速发芽。[6]这或许与孕妇尿液中所含的激素有关。不过，没有证据支持用这套程序分辨胎儿性别。）

　　我在阅读文献时看到的其他宣称能够获知胎儿性别的方法也与上述程序一样别出心裁：怀着男孩的孕妇精神头比较好，怀着女孩的孕妇情绪波动比较大；梦见刀具或棍棒意味着生男孩，梦见泉水或宴会预示着生女孩；晨起恶心是女孩，胃口大开是男孩；孕期偏好用右手的女人怀着男孩，而偏好用左手的女人怀着女孩；平和安静的胎儿是女孩，早早开始胎动、常常动个不停的是男孩；会生男孩的准妈妈脸颊红润，会生女孩的准妈妈脸色苍白。[7]

　　孕肚里那个看不清、摸不透的肉球在某种程度上引诱着人们的猜测。它像一位沉默的大祭司，也像一颗空白的魔法水晶球。藏身于母腹中的胎儿的性别好似一个鱼钩，吊起了有关这个孩子未来会如何的千般揣摩。我没法给自己找到合适的借口——我下意识地把自己读到的每一种性别鉴定技巧都尝试了一遍，等我反应过来的时候，才知道这有多么难为情。而且，上述测验方法全都不可靠，因此我也一次又一次经历了失望。脸色苍白，偏好左手——可能是女孩；胃口上佳，从无孕吐——应该是男孩。此刻，我真的开始好奇了，为什么我——我们所有人——如此迫切地想要弄清宝宝的性别？孕期结束时，谜底自然会揭开。为何我们非得现在就知道呢？

有时候，性别确实是一些重大事项的关键所在：丰厚的遗产、王位的继承。说起在后代性别问题上所押的赌注，很少有人比安妮·博林（Anne Boleyn）更大。[8] 1533 年春夏，安妮·博林怀上了英国国王亨利八世的孩子。由于凯瑟琳王后与亨利八世成婚多年而膝下无子，国王要求英国主教宣布与凯瑟琳王后的婚姻无效，并为此发动了宗教改革，脱离罗马教廷，震动朝野，引起轩然大波。亨利八世抛弃凯瑟琳之后立即封已有身孕的安妮·博林为新王后，一心期待着安妮生下男孩，如此便可平息所有争议。热切盼望男性继承人的亨利八世甚至早早给未来的儿子选好了名字"爱德华"，筹备了赛马、音乐会、骑士比武和盛装游行等庆祝活动，只待孩子降生。宫廷占星师、医师和预言家纷纷表示新王后这胎一定是一个男孩，令亨利八世愈发深信不疑。

然而，他们都错了。这一年的 9 月 17 日，安妮·博林生下了一个女孩，起名伊丽莎白。所有的庆祝活动全被取消，早已誊写好的喜报也不得不一一从"王子"订正为"公主"。数年后，安妮·博林又生了一个孩子，男孩，却是死产。亨利八世失去了耐心，再次宣布婚姻无效，并将安妮·博林下狱斩首。（信口开河的占星师和预言家却逃过了惩罚。）

　　直至9月17日的那个下午，伊丽莎白被从安妮的卧室里抱出来之前，人们对她腹中的宝宝一无所知。判断有关胎儿的信息时——性别、大小、健康状况——我们的信心实在少得可怜。自希波克拉底时代开始，医生在孕早期的几个月里连判断女性腹中是否有活胎都只能依赖女性本人的陈述。这样一来，准妈妈首次感受到胎动就成了一个标志性事件。塞缪尔·佩皮斯（Samuel Pepys）可以说得上是一名精力充沛、不知疲倦的编年史作者。在1660—1669年，他在自己的日记里鲜活细致地呈现了当时伦敦的社会生活。在这本著名的日记里，1663年元旦那天，他提到了当时英国国王查尔斯二世的情人芭芭拉·帕尔默（Barbara Palmer），说她"在杰拉德勋爵家族的晚宴上忽然第一次感觉到了胎动，她高喊，自己不行了。"佩皮斯语气紧张地记录着，"各位勋爵和其他男子不得不立即退出房间，女性则上前伺候。"9转瞬之间，芭芭拉·帕尔默就从区区情妇跃升为国王子女的准母亲。胎儿在肚子里的小小动作，即便除了她本人以外无人能够觉察，仍足以改变她的地位（把所有男子都赶出了房间）。

　　在接下来的几百年里，首次胎动的地位愈加重要，成了伦理上和法律上的分界线。无论是在英国还是美国，首次胎动都被视为胎儿存在的正式开端。根据权威的解释，"一旦婴儿能够在母亲的子宫中活动，其生命就进入了法律的管辖范畴。"[10]直到19世纪中期，人工流产只要在首次胎动之前进行，就不会被认为是犯罪行为。"[11]但这一信息的源头唯有孕妇本人：有关宝宝的一切，我们都是从自己身体内部了解到的。

关于通过外部渠道了解胎儿，所得究竟少到何种程度，这天上午我泡在哥伦比亚大学巴特勒图书馆，终于弄明白了。坐在拱顶之下透过高窗播撒的阳光中，我翻阅了几百年来众多画家想象中的胎儿。[12]一位16世纪的法国画家绘制了一个孤苦伶仃的小小人形，他在母亲广阔的子宫海洋内不知所措，长长的脐带是他和母亲唯一的联系。一位17世纪的意大利画家绘制了一对双胞胎，他俩笔直地站立在子宫里，手臂围住对方的腰，就好像要一起翻滚出来似的。在另一位18世纪的德国画家笔下，胎儿肌肉发达，十分强壮，足以打破子宫这道拦路墙。最奇特的，或许是19世纪德国生物学家恩斯特·黑克尔（Ernst Haeckel）所画的图解。图解仿佛让一个胎儿进行了一场动物园换装游戏——从米诺鱼到小龙虾，从小龙虾到雏鸟，从雏鸟到负鼠，最终显现为一个没有鱼鳃也没有翅膀的人类。这一图解呈现了黑克尔影响深远的"胚胎发育重演论"。该理论认为，人类在胎儿期的发育过程中再次经历了人类演化至今的各个阶段，将亿万年的时光压缩进9个月的孕期。

这些图画太过陌生，古怪得令人忧心，唯有两个例外让我从忐忑不安地翻阅中镇静下来。第一个例外是一套胎儿模型的照片，照片中的模型是18世纪的意大利工匠制作的。博洛尼亚大学妇科教授乔瓦尼·安东尼奥·加利（Giovanni Antonio Galli）用这套模型给接生婆们上课，教她们如何帮助产妇分娩。绳子样的脐带、藕节般的四肢、打绺的头发、紧握的小拳头……这套用蜡和黏土制成的胎儿塑像栩栩如生。

另一个例外是我在图书馆翻阅到的最后一项内容，我凝视了它许久。这是一幅用炭笔绘制的速写画，绘制时间大约是1505年，它的作者是列奥纳多·达·芬奇（Leonardo da vinci）。画中的子宫像那种放小像的盒子项链坠一样打开，里面蜷着一个可爱的胎儿，他抱紧自己的双膝，面部向下。我们只能看见他大腿和肩膀的线条，以及他圆溜溜的后脑勺。但是，细看时你会发现，达·芬奇的这幅作品中所涉及的技术细节惊人地准确。一位胎儿研究专家评价说，作为解剖图，这幅画"诞生之后的200多年内无有可以与之媲美者"。[13]更加玄妙的是，达·芬奇仿佛在通过这件作品宣告：人类对胎儿近乎一无所知，孕妇抱紧自己的双膝，守着身体里的秘密。

在达·芬奇精确得令人毛骨悚然（显然基于尸体解剖）的画作之后，有关胎儿的科学认识停滞了几个世纪。研究进展止步不前不仅仅是因为伦理方面的顾虑，当时的医生群体也为给没穿束腰内衣的孕妇检查身体是否合乎道德而争论不休。在18世纪后期，以德国医生维尔海姆·戈特弗里德·普路契特（Willhelm Gottfried Ploucquet）为首的一部分医生抛开陈旧观念，开始对孕妇的肚子进行触诊，但仅限于那些非婚怀孕、经济赤贫、处境绝望的女性——她们愿意为了喝一碗热汤或睡一夜安稳觉而放弃体面。[14] 1788年，普路契特写道，子宫里"胎儿的各种动作，只要能被外人感觉到，或从外部观察到，就是最权威的怀孕标志之一"。数十年后，法国医生雅克－亚历山大·勒朱莫·德·凯尔加拉克（Jacques Alexandre Le Jumeau de Kergaradec）于1821年第一次将听诊器贴到了孕妇的肚皮上。[15] 当时，他期待自己会听到浸泡在羊水里的胎儿"玩水"的声音，就好像一只欢乐的小麻雀落在花园的鸟池上那样。然而，他听到的是类似于钟表指针的嗒嗒声——那是胎儿的心跳，比母亲的心跳要快上一倍。

接下来，胎儿的心率不可避免地成了猜测性别的新途径。[16] 据说，男宝宝的心脏跳得快些，而女宝宝的心跳比较慢。这一说法当然最终被证明纯属荒诞，但在此之前，它流行了一段不短的时间，直至20世纪初。就在这个时候，人们又多了一个提前弄清胎儿性别的新理由：人类逐渐认识到，有些遗传疾病与性别存在莫大的关联。例如，血友病这种令人流血不止的障碍在男性身上比在女性身上常见得多。[17] 假若孕妇可以在孩子出生前就了解其性别，人们就能尽早判断自己的后代是否会遭受某些可怕疾病的折磨。

1949年，加拿大细胞胚胎学家穆雷·巴尔（**Murray Barr**）发现，人类女性的体细胞核内存在一种特殊的结构，叫作性染色质（如今常称之为"巴氏小体"），而男性的体细胞核内没有这种结构。[18] 巴尔的这一发现让人们豁然开朗：只要能够检测出胎儿的细胞（通过羊膜穿刺术取样）中是否存在巴氏小体，就可以提前确定胎儿的性别了。全世界的研究者立即行动起来，并且在这些引人瞩目的科学大聚会当中，有不少人在1955年达到了他们共同的目标。[19] 前后数周之内，有4个研究团队将人类数千年来的梦想变为了现实。

至于我的宝宝，我家一没有皇位要继承，二没有遗传病要担心。我想要提前知道孩子是男是女，仅仅是因为我想早一点了解这一胎，去想象我未来的家庭——是驻足于荷叶边连衣裙面前，还是流连在套头运动衫之间？若是知道了孩子的性别，我一定会忍不住在记事本的空白处一遍又一遍地书写这个或那个好听的名字，就像刚刚陷入痴恋的少男少女一般。我想知道宝宝的性别，纯粹出于母亲的好奇心。

这种好奇心同样推动了年轻的医生伊恩·唐纳德（**Ian Donald**）。[20] 他热情洋溢，很有冲劲，头脑敏捷，并且是一个急性子；他的美国同事都说他是一个"疯狂的苏格兰人"[21]。唐纳德在工作中是一位高明的教师和富有同情心的临床医师，在业余生活中则热衷于摆弄机械。"我猜，我有一颗工程师的心。"他曾这样自省，"我妻子说，这是因为我们家只有女儿——没有儿子——所以没人陪我玩小火车。"[22]

唐纳德将他工程师般的直觉带入格拉斯哥大学助产学教授这一岗位，从1954年开始，他就在这里工作了。他的职业目标是有朝一日能给胎儿拍照，在他的设想中，利用声呐应该可以做到这一点。在第一次世界大战期间，法国物理学家保罗·朗之万（Paul Langevin）发明了声呐技术，用以探测俄国潜艇带来的威胁。声呐系统将高频声波发射出去，当声波遇到固体的时候将会折返，让系统收到回声，从而判断障碍物的大小和远近。唐纳德认为，这一技术显然可以应用于人体。他表示："总的来说，子宫里的胎儿和海洋里的潜艇并没有多大差异。"[23]

在将声呐技术应用于医疗目的的初期尝试中，参与者需要把整个身体泡在一个大水缸里，对于唐纳德接诊的那些孕妇来说，这样的场景可一点也谈不上有吸引力。在努力撤除大水缸的过程中，唐纳德进行了一系列试验，但它们迅速转变为一幕幕错谬百出的喜剧。起初，他尝试着在孕妇鼓起的肚皮上放一桶水，然后将超声波探测棒伸进水里去。"你可能已经想到了。"唐纳德说："在这种情形下，病人的床常常被弄得一塌糊涂，稍有不慎，下场就是满床皆湿。"[24]

接着，他又想出了一个主意，用一个灌满水的气球代替水桶，并且很快发现避孕套的大小和形状都特别适合这个任务。唐纳德哄骗了一位访问学者去购买避孕套，而他自己则坐在商店门外的车里等着。当售货员询问那位访问学者想要购买哪种避孕套时，那位学者"说他不知道，当即冲出商店来问我"。唐纳德略带懊恼地补充说："这个小插曲很快传遍了全球学术界。"[25]

最后，在他百折不挠的努力下，唐纳德终于得到了他梦寐以求的子宫内部的影像。"我第一次看到了孕早期的胎儿，才受孕六七周。我永远也不会忘记那种激动的感觉。"[26]唐纳德回忆道："现在，我们的研究总算可以从胚胎发育的起点开始，覆盖到它的终点了。"他观察到，在整个人类历史当中，"发育中的胎儿一直被一道不折不扣的铁幕遮挡得严严实实"[27]。如今，他亲手拉开了铁幕，揭示了背后隐藏的真相。1958年6月，他所拍摄的胎儿影像在《柳叶刀》上刊登出来，首次展现在世人眼前。[28]

此刻，我正在阅览这些照片。扫描图中呈现了一个胎儿头颅的大致轮廓，那是一个漂亮的椭圆形；再有一对双胞胎，小小的身子紧紧地窝在一起；还有一个14周大的胎儿，连同他所占据的子宫。（在最后一幅照片所附的图注中，唐纳德写道，在进行超声扫描之前，医生曾将这次怀孕误诊为纤维瘤。）这批图片模糊不清，就像黑夜里天空上聚散的云朵一样难以辨认。它们让我联想起人类第一次登月时传回的粗略脚印。通过捕获子宫内部的影像，唐纳德改变了我们认识怀孕的方式，这一视角的转换是颠覆性的，就好比让人类从外太空观看自己身处的地球。

不过，也有一部分医生对此不以为然。一位来自爱丁堡的反对者斥责唐纳德用一台耗费 10 000 英镑制造的昂贵机器去执行产科医生驾轻就熟只需一副价值 2 便士的橡胶手套就能完成的检查任务。[29] 然而，这位产科超声技术先驱对自己发明的创新手段的优越性深信不疑。事实上，超声技术赋予了唐纳德——他于 1987 年离世——预言家般深远的洞察力。他生前断言："就医学领域而言，人类生命的头 40 周将被证明比接下来的 40 个年头都重要。"[30]

时至今日，有赖于唐纳德的开创性及其后继者的不断改进，我们有幸了解胎儿，即便是在刚刚受孕的阶段。此刻，我怀孕 5 个月，一位医生可以用听诊器探测到我腹中宝宝的心跳，而我自己 2 个多月之前就已经听到了。在孕 12 周做例行产检时，除了我丈夫和我的产科医生，还没有人知道我怀孕的事。产科医生将多普勒设备放在我的肚子上滚动，忽然之间，一种声响充盈了整个检查室：汩汩的水流之下传来快速、有规律的鼓点，仿佛马蹄哒哒地涉过小溪。

在某种意义上，技术进步还影响了孕妇首次感觉到胎动的时间。在这次产检中，产科医生把超声波探测棒贴在我的腹部，并且打开了监视器。我腹中的宝宝正在屏幕上动来动去，四肢随意而又突然地抽动，看起来有点像提线木偶。我注视着自己的孩子，痴迷不已，欢欣雀跃，但同时也有一点奇怪的疏离感。我觉得自己好像正以一个旁观的视角看着自己的身体，仿佛一个人在观看新闻报道，而这报道讲述的正是发生在自己家里的某个事件，可此前自己完全被蒙在鼓里。社会历史学家芭芭拉·杜登（Barbara Duden）为这种特殊的体验起名为"首次技术性胎动"[31]，意指由超声技术探测到的、但孕妇本人无法觉察的胎动。这样一来，话语权发生了利索的大翻转。曾经，医师必须依赖孕妇才能获得有关胎儿的信息。而今，孕妇必须咨询她们的医生才能了解自己身体内部的情形。杜登写道，真正的首次胎动——过去是那么的意义重大，甚至可以改天换地——现在只是"一项失去了过往崇高地位的平凡体验"。

毫无疑问，在超声仪器的显示屏上看到自己未来宝宝的模样是一种震撼人心的经历——在推崇"眼见为实"的文化环境中，收到胎儿存在的第一份视觉证据。事实上，见到胎儿的影像会带来强大的说服力，因此有些医疗工作者不仅将这种技术手段当作诊断工具，还将它当作一种治疗方法。伊利诺伊技术研究所的心理学教授扎克·博凯迪斯（Zack Boukydis）最近10年来一直致力于与医生合作，把产检中的例行超声检查拓展为"超声咨询"。在超声咨询过程中，医生和心理学家会鼓励孕妇指出腹中胎儿的特征，观察胎儿的行为，留意自己说话或发笑时胎儿的反应。"我受到了儿科权威T. 贝瑞·布雷泽尔顿（T. Berry Brazelton）医生的启发，他为公众普及了'触动点'这个概念，也就是育儿过程中的关键时刻。"博凯迪斯说道："于是我想到，通过超声仪器看见胎儿，早已成了准妈妈心中最早的触动点，因为这是她们第一次体验到了为人母亲的感受。"[32]

博凯迪斯及其同事设计了一套针对超声检查员的培训方案，并测试了超声咨询对于孕妇心理状态产生的影响。[33] 结果发现，参与了超声咨询程序的孕妇表现出的焦虑水平较低，对腹中胎儿的情感联结较强，而且比较赞同"观看超声影像让我更了解自己的宝宝""看完超声影像之后，我感觉和自己的宝宝更亲近了"等表述。这位心理学家目前正在研究如何将超声咨询应用于患有糖尿病的孕妇身上，因为这样可能有助于她们更好地遵循医嘱，坚持治疗。另外，他也在考虑用超声咨询帮助患有抑郁症的孕妇，触发她们对自身和对怀孕的积极感受。

类似的研究者，以及不少医生和孕妇本人，常常在谈到超声检查的作用时表示它帮助了准妈妈和腹中的宝宝"建立纽带"。[34] 人们早已熟知这一理念，以至没有察觉这样有多么古怪，多么新奇。母婴纽带的概念问世至今尚不足40年，其本义是指让婴儿一出生便立即与母亲亲密接触一段时间。[35] 这种做法在当时十分新鲜。一些研究者指出，新妈妈在这段敏感而关键的时间内抚触和抱持自己的宝宝，后续便表现出了更好的育儿技能，而且她们的孩子也在发育测试中得到了更高的分数。现在，实施这一做法的时间点进一步前置，早于宝宝离开母体的时刻——孕妇不像新妈妈那样通过气味或触觉与紧贴在自己胸脯上赤条条的新生儿建立母婴纽带，而是借助液晶屏幕上的像素阵列。视觉技术方面的进步显而易见，却带来了情感领域的混淆不清：超声图像在同一时刻既制造了亲密感，又制造了距离感。首次技术性胎动用图像填满了准妈妈的心，留给其他方面空落落的感觉。

那种独一无二、不可取代的体验，终于在我刚进入孕期第五个月不久的一个傍晚降临了。当时我正倚在床头，肚皮上摊着一本杂志。忽然之间，我感觉到自己被温柔但固执地戳着——从内向外。动作停止了，我静静地待在原地等着，一丝气儿也不敢出。随后它又出现了，就像未知的客人第二次坚定地叩响了我家的大门。我瞬间心潮翻涌，意识到我的身体不再仅仅属于我一个人了——我的宝宝和我在一起，在我身体里！泪水难以自抑地溢满眼眶，这会儿我真想像芭芭拉·帕尔默那样，在美好的宴席上欢欣鼓舞地大叫出声：我不行啦！

过了几天，一个来自易趣网的邮递包裹送到了我家。拆开包裹，里面装的是一期《生活》（*Life*）杂志的旧刊，[36] 纸质已然泛黄变脆，但凡摸一摸，便有碎屑留在指尖。不过，这期杂志的封面照片跨越了40多年的时光，传递出来的强烈震撼仍丝毫不减。那是一张胎儿的照片，特写、全彩。胎儿的眼睛轻柔地闭合着，两只小手抵着自己的下巴，稍稍曲起双腿。杂志封面的头条标题赫然写着，"出世之前的生命戏剧"。翻开内页，还有许多其他照片以及一篇文章。文章是这样开头的："这是人类历史上第一张尚处于子宫之内的活体胎儿照片。"

这张照片首次发表于1965年4月出版的《生活》杂志，其拍摄者是瑞典摄影师伦纳特·尼尔森（Lennart Nilsson）。它的问世轰动一时：800万册当期杂志销售一空，创造了这家杂志社历史上前无古人、后无来者的纪录。尼尔森的拍摄与伊恩·唐纳德神秘的超声检查手段并无关联，前者比后者晚了7年。"借助一个特别配置的超广角镜头和一个精心安装在外科手术内窥镜头上的微型闪光灯，尼尔森得以在超近距离上成功捕捉一个孕15周大的活体胚胎的影像，而他仍然闭着眼睛。"杂志编辑对着其中一张照片情不自禁地赞颂道。子宫里的果实，长久以来隐身于暗箱之中，如今终于可以在亮堂堂的光照下被无数读者细细端详。

不过，尽管尼尔森将胎儿带入了光明的外部世界，但他令孕妇消失不见了。[37]封面照片上的胎儿看起来漂浮在一个透明的泡泡里，脐带伸向旁边；在这位小小宇航员的船舱之外，一片黑暗，是外太空的冰冷与虚无。有些评论指出，这些照片的拍摄过程中可能存在令人不适的真相。通过选择性地放大和裁切，尼尔森使得照片中的胎儿看起来像独立存在、自给自足的，哪怕事实上他与母亲亲密无间，完全依赖于她而存活。而且，在《生活》杂志发布的这批照片中，只有一张拍摄的是活体胎儿，其余所有照片——包括封面照在内——都源自尼尔森从人工流产或自然流产中得来的胎儿遗体。"在这张著名的封面照片的背后，人为操纵的因素很重。"英国学者克莱尔·汉森（Clare Hanson）评价道："尼尔森把胚胎的影像置于布满繁星的天幕背景前，使其完全隔绝于母体环境，从而创造出一个类似于宇航员的标志性画面，一个蕴含无限解读潜力的英雄形象。关于母亲身体的物理事实被消减，取而代之的是，子宫的存在被呈现为空无一物。"[38]

尽管受到了人为操纵，甚至可以说是蓄意欺骗，但尼尔森的"标志性画面"仍然在公众心中烙下了胎儿的形象，以致后继者纷纷追随这一摄影范式。他们的不懈努力在我的案头高高堆起。匆匆浏览一遍，尼尔森的小宇航员在其中随处可见：又圆又大的脑袋好比宇航员的头盔，漂浮在专属的轨道上。[39]比起尼尔森的先锋作品，比较晚近的照片更加细致：小小的指尖伸展着，在近乎透明的皮肤之下，一根根血管清晰可见。但是，无论摄影师们怎样精心调制出逼真的感觉，这些照片都缺失了有关胎儿的核心事实，绕开了其存在的前提条件：他与母亲的联系。抹去孕妇的胎儿影像仅仅是一场光学的幻觉罢了。

紧随着这些照片的是拍摄于子宫内的视频。一天晚上，我把一系列光盘推进 DVD 播放机，目睹了一场电影的马拉松，其中每一部都比前一部更加古怪。[40]它们一张一张上演着同样的戏码——精子遇上卵子——只是仿真的配方各不相同。形成受精卵之后，胚胎在延时摄影下移动着，先是大眼鱼形，然后是瘦弱的鸟形（黑克尔"胚胎发育重演论"留下的后遗症），最终，它越长越饱满，总算变得有点像一个婴儿了。我发现，其中一部影片的旁白谈到超声检查时的观点听来耳熟："医生们已经发现，对于准爸爸和准妈妈来说，超声扫描有益于他们和腹中的宝宝建立情感纽带。"旁白慨叹道："研究表明，观看正在子宫内发育的胎儿的面容和表情，是一种强烈的情感联结体验。一旦孩子出生，这种体验便可以为他们的发育以及亲子之间的长期关系提供助力。"[41]

　　在这些影片里，摄影机挥洒着它高超的技术水平，滑翔过输卵管，在子宫里遨游。影片的画面不仅令人啧啧称奇，往往也十分美观。然而，没过多久，我便开始觉得浑身不对劲，但我还是克制住了转过头的冲动，坚持看下去。摄影机勉力挤进子宫里，一寸一寸细细观察胎儿身体的方式，多少带有一些侵略意味。当画面放大，镜头贴近孩子毫无防备的小脸，我总会忍不住皱起眉头，担心胎儿受惊，就像一个熟睡中的大人被摄影机快门的咔嗒声和闪光灯的嗡嗡声吵醒那样。当摄影机沿着孩子的身体从头顶追拍到脚后跟，我感觉自己仿佛是一个偷窥狂，在看一些不该看的东西，在知道一些不该知道的事情。就在我注视屏幕的时候，那个胎儿忽然调整了自己的姿势，露出了他的外生殖器——葡萄叶儿被风吹起，揭晓了原本深藏的秘密。

　　现如今，猜测胎儿性别的老旧办法几乎已被扫到一旁，给权威让位：多达80%的美国孕妇选择用羊膜穿刺（通常在怀孕第四个月进行）或超声检查（通常在怀孕第五个月进行）来确定腹中的孩子是男是女。[42] 我仍清晰地记得在我第一次怀孕时通过声呐技术得到性别鉴定结果的情景。约翰陪我在诊室外面等了一会儿，悬念揭晓的时候，我俩激动得攥紧对方的胳膊，摇头晃脑，咯咯地笑个不停。"是一个男孩！是一个男孩！"我们反复念叨着，"真不敢相信！"兴奋过后，我俩走出诊所，他去办公室上班，而我回家写稿。我独自坐在出租车后排的座位上，翻来覆去地看检查结果——它是一份将所有民间土法变为废纸的科学证明。

又或许它不是。最近，不少研究报告称从前的民间土法并非一无是处。例如，腹中怀着女孩的准妈妈确实会体验到较强的恶心感。几项大规模调查显示，那些在孕早期的3个月内受到严重晨吐折磨的孕妇身怀女性胎儿的可能性较高。[43] 其中一篇报告总结道，医生"可以自信地告诉妊娠剧吐的孕妇，她有55.7%的概率产下女儿"。[44] 孕妇的恶心症状越厉害，这一论断就越容易成真。[45] 2004年，华盛顿大学的流行病学专家们发现，那些妊娠剧吐特别严重——住院3天以上——的孕妇生女儿的概率明显较大。比起没有严重恶心症状的孕妇来说，她们生女孩的概率高了80个百分点。一种叫作"人绒毛膜促性腺激素"的激素或许应对此种现象负责，因为女性胎儿分泌的这一激素通常比男性胎儿多。

与此同理，怀孕期间胃口大开的女性很可能怀有男性胎儿。产科学知识早已告诉医生，男性婴儿的出生体重比女性婴儿重，前者平均比后者多100克。但产科医生们尚不清楚这一区别缘何而来。一项 2003 年的研究追踪记录了 300 多名在位于波士顿的贝思以色列医院接受产检的孕妇的饮食情况。[46] 结果发现，那些怀有男孩的孕妇摄入的热量比怀有女孩的孕妇多了 10 个百分点，其中包括更多的蛋白质、更多的碳水化合物、更多的脂肪，整合起来平均每日多了 200 大卡（约合 837 千焦）。研究者推测，男性胎儿分泌的睾酮可能向母亲发送了与进食有关的信号。（我想到了另一种可能性：知道自己身怀男宝宝的孕妇可能遵循文化传统，多多进食，好生出一个大胖小子。）

另外，一项饶有趣味的小型研究发现，"和人们的预期恰恰相反"，那些依据自己的梦和心情来猜测宝宝性别的孕妇拥有惊人的准确率。[47] 参与这一研究的共有 45 名教育水平良好的孕妇，她们均已决定不通过产检获知胎儿性别。其中 17 人表示，她们"感觉到了"腹中宝宝是男是女，并且有 13 人猜中了结果。另有 8 人表示，她们做了有关宝宝性别的梦，最终无一猜错。来自约翰·霍普金斯大学的研究者承认："这一研究结果完全有可能脱离客观事实，但它也有同样大的概率揭示了某些真相，即孕妇和胎儿之间存在未知的联系。"

不管结论如何，胎儿的性别问题都非常重要，很难将它静静留待专家去解决。出租车停靠在我家的公寓楼下，我把车费付给司机，抱着肚子向外磨蹭。

"不是我多嘴。"司机转过头来看着我，"你知道自己的肚子里是一个男孩吗？"

✳

也许我们现在知道胎儿性别的时间比从前早了一些，但仍然
远远落后于胎儿性别被决定下来的时刻。现下，我腹中宝宝的性
别早在5个月之前，在受精卵形成的时候就确定了。无论孩子是
男还是女，都取决于那颗融入卵子的精子携带的是 X 染色体还
是 Y 染色体。这样看来，胎儿的性别完完全全是一项内部事务，
被严严实实地包裹着，外力插不上手。但是我们需要考虑一个事
实：仅有20%～40%的受精卵最终成功地出生了，大部分都会
流产，流产甚至往往发生在女性觉察自己怀孕之前。[48]也就是说，
此处留下了相当大的空间，可能有多项因素在其中交织，影响着
男性或女性的胚胎存活下去的概率。事实上，已经涌现了一批围
绕着胎儿性别比例变化及其成因的研究。这些研究说明，数百年
前，约翰·阿巴思诺特所谓男女新生儿数量的"精确校准"，比他
设想中的神明旨意所致复杂得多。

例如，1952年12月5日，著名的"杀人雾霾"降临伦敦大部
分地区。[49]这场大雾实质是一层厚厚的煤烟，由于当时不寻常的
天气状况而停滞不动。煤烟的密度高得吓人，以至伦敦人低头看
不见自己的脚尖，抬头看不见自己平伸出去的指尖。煤烟渗透到
学校教室、剧院大厅和大英博物馆的藏书库里，它还钻进人们的
外套，把贴身衣物熏得漆黑。这场"杀人雾霾"持续了4天之久，
导致至少4000人死亡。不过，它最为诡异的后遗症延迟数月才

出现。一个出乎所有人意料的后果出现了：新生儿中男孩的数量低于正常情况。1953年10月的第三周，在伦敦的16家大型医院里降生了144个女孩，而男孩只有109个。

有人也许会想，这只是一次随机出现的异常现象。但研究者在此后的经济危机、自然灾害以及政治和社会动荡时期，一再记录到了同样的情形。在正常情况下，男女两性的出生比例约为105个男孩比100个女孩，然而，受到上述应激事件的触发，这一性别比例明显下降了。1991年，刚刚并入西德的原东德地区经济崩溃，男性新生儿数量显著较少；与此同时，西德地区的新生儿性别比例依旧如常。[50] 1995年，日本发生阪神大地震，大约9个月后，受灾严重的兵库县域内的新生儿男女比例跌至谷底。[51] 这一情形同样也出现在恐怖分子实施"9·11"袭击之后——在数月内，纽约市出生的男孩数量低于正常水平。[52]

与应激事件有关的出生性别比例下降并不难理解，根据加利福尼亚大学伯克利分校公共卫生学教授拉尔夫·卡塔拉诺（Ralph Catalano）的看法，这只是一种为了确保种族延续而演化出来的生物机制。"从演化论的视角去看，在应激时期生下一个女孩要比生下一个男孩明智一些。因为女儿相对容易为人们繁衍孙辈。"[53]卡塔拉诺这样对我说。他进一步解释说，在艰难岁月里，虚弱的男性不大容易存活下去并繁衍后代，而女性延续家族血脉的可能性会大一些。根据达尔文的观点，对于那些怀有不够健壮的男胎的孕妇来说，她们最好是中止怀孕，赶紧再要一个女儿或一个足够强大的儿子。

目前，人们仍在猜测这种机制的具体程序。或许是由于在经受严重应激的时期，孕妇体内的激素分泌发生了变化，以致虚弱的胎儿发生自然流产，其中男胎比女胎更容易脱落，因为他们从一开始就不够稳当。为了检验这一假设，卡塔拉诺进行了一项研究，调查了1751—1912年出生的瑞典男性的寿命。[54] 结果发现，那些在男女性别比例较低的年份里出生的男性，其寿命长于那些在男女性别比例较高的年份里出生的男性。这项研究发表在了2006年的《国家科学院进展》（*Proceedings of the National Academies of Science*）上，文中解释说，这一发现提示我们，虚弱的男性胎儿在应激时期通过自然流产的方式被"选择性捕杀"了，从而只留下数量较少但体质较强的男性胎儿发育至出生。

按照卡塔拉诺的描绘，子宫并非温情脉脉的摇篮，而是残酷无情的自然选择与生存竞争的舞台："现在，发达国家里几乎所有的孩子都能活到成年，换句话说，如今的绝大部分自然选择都是在子宫里进行的。"在那个没有宽容慈悲的球体之内，男性天然处于劣势。"和男性相比，女性在生物学上就是一座安全堡垒。"卡塔拉诺表示，"毫无疑问，男性是弱势性别，早在子宫里便是如此了。"

关于男性的脆弱性，没有谁比萨尼亚郡的居民体会得更深刻了。萨尼亚是加拿大安大略省的一个小城，这里聚居着一批叫作爱吉瓦人（Aamjiwnaang）的美洲原住民。几年前，这个部落开始对外求助，声称部落里出生的男孩越来越少，令人十分担忧。[55] 部落的孕妇结成了小团体，随后发现大部分成员怀的都是女孩。当地的棒球教练也发现找不到足够多的男孩来组成一支球队。对此，渥太华大学医学院的教授康斯坦丝·麦肯齐（Constanze Mackenzie）进行了调查研究，确认了爱吉瓦部落里新生的男孩数量自20世纪90年代初开始就持续下降，而且下降速度越来越快。[56] 至21世纪初，在萨尼亚郡降生的女孩数量已经达男孩的2倍。

通过目前正在进行的居民健康普查，或许可以找到这一现象的潜在成因。但是，萨尼亚郡男性出生数量的下降在世界其他地方也可能正在发生，只是程度没有这么戏剧性。发达国家的男女出生比例似乎普遍在下降。[57] 例如，按照美国国家疾病控制中心的统计数据，1946年时，出生比例为1059名男婴比1000名女婴。[58] 而到了2001年，这一数据变成了1046名男婴比1000名女婴，为60年来的最低水平。英国、加拿大、日本、芬兰、挪威、丹麦以及荷兰也报告了类似的下降。出生性别比例的上述变化代表了一项"健康前哨指标"[59]，即一种可以用作警示信号的人口健康状况异常模式，就像煤矿里的金丝雀，提醒着我们有些事情不大对劲。

我第一次听到这个说法是从匹兹堡大学流行病学及环境卫生专家德芙拉·戴维斯（Devra Davis）那里。她告诉我，出生性别比例的改变幅度不大，却是真实客观且稳定持续的。"我们现在是从人类种群繁衍的角度探讨这个问题。"戴维斯说："因此任何干扰因素都值得关注。"[60] 2007年，她进行了一项研究，发现在1970—2002年，欧裔美国人（而不是非裔美国人）的出生性别比例显著降低。[61] 在这32年里，这一下降可以等同于有135 000名欧裔男性变成了女性。为什么会发生这种情况？"简而言之，我们不知道——但几乎可以肯定不会只有一个原因。"戴维斯表示，"目前占据主流的解释是，暴露于环境化学物质中影响了产前发育，或许导致了男性胚胎或胎儿比较容易流产。"她补充说，萨尼亚郡附近环绕着大型的石油化工、高分子聚合物以及化工工厂。

　　围绕男婴出生数量的下降，学界还提出了许多其他的解释，其中有一些听起来相对比较靠谱。出生性别比例变化的一种原因可能在于人们体验到的日常应激（与自然灾害等严重应激事件对应）。有研究发现，在平时比较焦虑的雌性动物所生的后代中，雄性数量较少，并且人类研究显示在我们身上也可能存在这种情形。[62] 例如，一项研究调查了6000多名丹麦女性在孕早期的心理痛苦水平。[63] 数据表明，在最为痛苦的孕妇当中，有47%的人生了男孩；而在最不痛苦的孕妇当中，有52%的人生了男孩。拉尔夫·卡塔拉诺对此也进行了一项有趣的研究。他们调查了瑞典的病历记录，发现女性收到的抗抑郁药处方（可以视为患者体验到的焦虑水平的指标）越多，出生的男婴就越少。[64]

　　出生性别比例变化的另一种原因可能在于单身母亲。一项

2004年的研究调查了40年间的80 000例出生记录，发现在受孕时没有和男人同居的女性后来生下儿子的可能性相对小一点。[65]这一研究的负责人，华盛顿大学的流行病学家卡伦·诺伯格（Karen Norberg）指出，男性后代即便在胎儿期也需要较多的热量摄入（青春期就别提了）。因此，对于那些仅仅依靠自身资源的女性来说，孕育和抚养男孩的风险较高。

还有一种导致出生性别比例变化的可能原因是不吃早餐。2008年，埃克塞特大学的菲奥娜·马修斯（Fiona Mathews）和两名来自牛津大学的同事在《英国皇家学会进展》（*Proceedings of the Royal Society*）上发表研究报告，宣称发现了女性在受孕前后一段时间内的营养状况与其胎儿性别之间的关系。[66]具体而言，那些每天早上吃谷物早餐的女性生男孩的概率较高。马修斯推测，像谷物早餐这样容易饱腹的食品可能向孕妇的身体传递了"食物充足"的信号，因而使得孕育男性后代成了一个风险可控的选择。她补充说，目前的许多育龄女性为了保持身材苗条而不吃早餐或只吃低热量饮食，这或许就是男婴出生数量减少的原因。

这一研究很快遭到了严厉的驳斥。来自美国国家统计科学研究所的统计学家斯坦利·扬（Stanley Young）发表文章，以标题反讽道："谷物诱导的性别选择？"[67]文章说，马修斯等人的发现"用概率就能解释"。他指出，只要询问参与研究的孕妇足够多的问题——马修斯在研究中询问了孕妇对100多种食物的摄入情况——你就会发现有些关系能在统计意义上达到显著水平仅仅源于概率而已。他总结说，对于类似的数据结果，"应当保持怀疑的态度，因为人类的想象力往往能够为大部分发现挖掘合理性，无论它们是多么出乎意料"。不过，马修斯一方也坚持捍卫自己的理论假设，认为它"以合理的演化规则为基础，并且有相当多关于其他哺乳动物的研究结果做支撑"。[68]

　　上述各种解释或许有其价值，又或许只是自古以来围绕着怀孕和孩子性别的众多民俗传说的当代翻版。总之，我决定收起这堆文件夹，顺便把我每天早上都吃葡萄干麦片粥的事实也打包走。

✱

　　前面谈到的胎儿性别影响因素——假设它们确实存在——都是偶然出现或不经意遇到的，然而人类一直以来都希望自主选择孩子的性别。[69]在古希腊，这意味着在性交过程中要保持右侧卧的姿势；在18世纪的法国，这意味着在性交开始之前将男方左侧的睾丸包扎起来；在20世纪的意大利，这意味着在性交过程中，男方得一直咬住女方的右耳。（出于众所周知的偏见，上述奇特的方法都是为了确保生下男孩。）时至今日，对美国人来说，要想选择孩子的性别，就得读谢特尔兹医生写的书。[70]

　　时光倒回1956年，包括兰德勒姆·B.谢特尔兹（Landrum B. Shettles）在内的一批学者都声称他们可以通过分析羊水的成分判断胎儿的性别。[71]不过，作为哥伦比亚大学妇产科学教授的谢特尔兹力求更进一步：是否有可能做到不仅鉴定胎儿性别，更去选择胎儿性别呢？根据谢特尔兹及其合著者戴维·勒尔维克（David Rorvik）在其书中所述，夫妇们往往求助于医生，主动吐露自己对于生女儿或生儿子的渴求，"他们猜想，医生或许会怜悯自己的盼望——他们当然是对的！不过，他们不会想到，此时的谢特尔兹医生也一直在问自己同样的问题。他寻求着这个问题的答案，不只是为了满足他的病人以及全世界成千上万的夫妇的愿望，也是为了满足他自己创造一个定制家庭的愿望——他希望自己家里有3个男孩和3个女孩！"[72]

《如何选择孩子的性别》（*How to Choose the Sex of Your Baby*）一书自1970年出版以来，总销量已超150万册。在这本书里，谢特尔兹为读者呈现了他对生命真相独树一帜的看法：携带男性性染色体的精子游动速度较快，存活时间较短，而携带女性性染色体的精子游动速度较慢，存活时间较长。这样一来，人们可以通过操纵性交的时机和阴道的相对酸碱度来控制受孕胚胎的性别。谢特尔兹提出，想生儿子的女性应当等到排卵日当天再性交，并在事前用苏打水冲洗阴道，而想生女儿的女性应当在排卵日的3天前性交，并在事前用白醋冲洗阴道。他宣称，在那些严格遵循其建议的女性当中，性别选择成功率高达85%。[73] 委婉地说，其他科学家对此表示了怀疑。哥伦比亚大学妇产科学系的主任由于担心谢特尔兹令本系"沦为笑柄"，特地公开声明谢特尔兹的观点与自己无关。[74]

尽管科学家们普遍不愿屈尊检验各种性别选择理论正确与否，但在1995年12月发行的《新英格兰医学杂志》上出现了一个例外。美国国家环境卫生科学研究所的科学家艾伦·威尔科特斯（Allen Wilcox）招募了200多名正在备孕的女性，每天记录她们性交的时间，并一直追踪她们直到分娩。他在文章中的结论是，"从实践角度而言，性交与排卵之间的相对时差对孩子的性别没有任何影响。"[75]当我通过电话采访他时，他说得更加直率："支持谢特尔兹办法有效的证据为零。其他民间偏方也是一样。"[76]阿拉巴马大学研究者所做的一项调查结果也站在威尔科特斯这边。在接受调查的243名女性当中，有8%的人尝试过用诸如性交时机和体位以及"杂志文章里写的如何怀儿子的办法"等多种手段去影响宝宝性别。[77]她们的成功率为：47.7%。这一结果还不如听天由命。

在20世纪70年代新加坡的一间诊所里，谢特尔兹的办法接受了真实生活的检验。[78]"新加坡政府强力控制人口，因此这家诊所成立的初衷在于让当地夫妇一举得男，从而防止人们为了要儿子越生越多。"美国科学家南希·威廉姆森（Nancy Williamson）关注了新加坡的这个实验。她说，当时31名参加这一项目的女性全都想生儿子："仅凭自然概率，我们预料大约16名女性会怀男孩。结果是14名。"换句话说，谢特尔兹的方法遭遇了惨痛的失败。威廉姆森用一条简明的建议作为她报告的结语："更好的解决方案是劝说人们放弃重男轻女的思想。"

★

可是人们对威廉姆森充满智慧的提议视而不见。1978年，她关于这一实验的报告发表之后又过了几年，超声检查在新加坡以及南亚和东亚地区的诸多国家日渐普及。这一技术的引入触发了残酷的性别选择新方式：如果超声检查显示胎儿为女性，则予以流产。人口学家和政治学家都指出，这种短视的做法导致这些国家里上千万的男性在成年后毫无希望觅得配偶、建立家庭。他们警告说，在缺失社会牵绊的情况下，长期没有归宿的年轻男性可能会发展出暴力、军国主义甚至恐怖主义倾向。[79] 这样一来，我们或许会目睹一个终极范例，体会到子宫之内的事件如何在子宫之外的世界产生广泛回响：干预胚胎的孕育，反复千百次，便可重塑外部世界。

认识一边倒的性别比例，解读出社会的灾殃，因此上述亚洲国家纷纷出台法律法规，禁止为性别选择目的施行人工流产，甚至将孕妇通过超声检查鉴定胎儿性别的行为列为非法。然而，重男轻女的思想异常强大和顽固，使得性别选择的做法很难彻底杜绝。在轻率地指责这些亚洲国家之前，我们最好先反省一下美国的性别选择流产手术情况。[80] 哥伦比亚大学的研究者发现，根据2008年联邦统计署的数据分析，美国境内的华裔、韩裔和印度裔父母生育第一个孩子的性别比例完全正常。但如果第一个孩子是女儿，第二个孩子是儿子的概率就上升了，而有两个姐姐的男孩的比例则比女孩更高一些。"我们认为，这些数据所显示的男性后代的比例倾斜是父母进行了性别选择的证据，而且选择最有可能发生在孕期。"研究者如是总结。

近些年里，技术发展为人们提供了两种相对符合道德的新方式去选择胎儿的性别。其一是在培养皿里生成胚胎，然后选出性别符合父母需求的胚胎植入女方的子宫。目前，美国有约40%的生殖医疗机构为他们的客户提供这一选项，[81]其中将近10%的植入前基因诊断——也就是对胚胎进行分析——纯粹是为了进行性别选择。[82]其二是将男方的精子按照携带的是 X 染色体还是 Y 染色体进行分类（所用的仪器最初是为了将牛的精子分类而设计出来的）。分类后的精子会用于给女方进行人工授精，或在培养皿中生成胚胎后再植入女方子宫。这一技术目前仅用于实验层面，但借助这种手段出生的婴儿已有1000多名。

当选择生男生女在技术上越来越可行，在伦理上越来越可接受，我们之中想要获得并行使这种能力的人会越来越多吗？在一项涵盖了1000多名美国人的调查中，研究者询问每个参与者，如果简简单单地服一粒粉色小药片就可以生女儿，服一粒蓝色小药片就可以生儿子，那么他们是否会选择孩子的性别？[83]18%的人表示乐于这样做。当然，性别选择现在远远没有这么简单，但我们可以静观其变。随着时代变迁，有关性别选择的社会态度可能发生改变。就像对待试管婴儿和产前检测遗传缺陷一样，在过去被视为惊世骇俗的做法，如今人们已觉得不足为奇。

即便我们选择不去干预后代的性别，但我们仍然会越来越早地获知这一信息。在各家药店的货架上，性别鉴定试剂盒紧挨着早早孕试纸摆放。其中一种叫作"聪明性别预测检验"的性别鉴定试剂在宣传材料上赫然写着"满足你从受孕到 B 超检查之间的好奇心之差"等语句。缩小好奇心之差，意味着我们比历史上任何时候都能更早地检验自己对宝宝性别的期待与猜测。20 多年前，社会学家芭芭拉·卡茨·罗思曼（Barbara Katz Rothman）就已观察到了这种现象的发端，她于 1986 年出版的《踌躇的孕育》（*The Tentative Pregnancy*）一书中探讨了羊膜穿刺术的社会影响。罗思曼访谈了 120 名孕妇，请她们描述宝宝的胎动。[84] 那些已经知道自己怀着女孩的准妈妈们多用到"很温柔，慢慢地，比较喜欢翻身，不太踢我""温和，坚定，但不暴力""上午和下午都安静""活泼但不算精力过剩"等语句。而那些已经知道自己怀着男孩的准妈妈们多用到"特爱翻跟斗，精力旺盛地动来动去""从这边滚到那边，踢踢打打，上上下下""时常从下面捅我的胸廓""动起来跟地震似的"等语句。耐人寻味的是，那些尚不清楚宝宝性别的准妈妈们给出的答案没有表现出上述刻板印象。"和大部分社会学家一样，我曾经认为，性别的社会化是从出生时开始的。"[85] 罗思曼写道。可是现在我们知道，性别的社会化和其他许多方面一样，始于出生之前。

★

200年前，人类还未经由听诊器耳闻胎儿的心跳；50年前，人类还未经由超声仪器的屏幕目睹胎儿的形态。随着技术的不断进步，有关胎儿的信息越来越少地停留在想象之中。有的时候，这些新知识让我们产生了距离感，甚至感到被剥削和利用；有的时候，这些新知识使得我们推行自己的偏见，甚至基于偏见采取行动。但它们做不到的是，耗尽我们的想象力。事实上，这些新知识就仿佛一扇又一扇面向子宫的新窗口，为我们内心深藏着的愿望和恐惧提供浮现的契机，用即使是科学家也无法抗拒的诱惑来引导我们。

例如，用三维声呐技术去研究胎儿。1987年，高速三维超声检测提供了有关子宫内活体胎儿的清晰图像，并由此取得了技术专利。[86] 这一声呐技术不仅可以测量长宽尺寸，还能测量胎儿身体器官及其他结构的体积，并能对胎儿身体各处的剖面图像进行缩放。如今，这种技术已然成了产科例行检查程序之一。与此同时，它也受到学术界的重视，主要用来调查胎儿的生理异常情况，以及研究诸如胎儿面部动作——"表情"——之类的细小变化。日本香川大学医学院的波多俊之（Toshiyuki Hata）研究团队利用三维超声技术统计胎儿眨眼与打呵欠的情况，同时还记录了他们认为近似于发笑、怒视及伸舌头的胎儿表情。[87] 2006年，他们在《国际妇产科学杂志》（*International Journal of Gynecology and Obstetrics*）上发表了相应的报告，提供了一系列图片来显示他们的工作成果，这构成了一次胎儿面庞的展览。他们在文章中描述的表情很容易识别。在一幅照片中，胎儿的嘴巴向两侧大大地咧开，嘴角向上翘起；在另一幅照片中，胎儿的眉毛拧在一起，嘴角则明显下垂。

但是，将诸如"发笑""怒视"等情绪词应用在胎儿身上，似乎并不妥当。就像每一个疲惫的新妈妈、新爸爸所了解的那样，即便是已经出生的婴儿，也很难在未满月之前发出具有社会意义的微笑。对此，波多的研究团队十分负责地强调，研究胎儿的面部表情是为了有朝一日用它们来评估宝宝在子宫内的发育水平。他们在报告中称，三维超声技术"或许是一把指示胎儿脑功能和整体健康状况的钥匙，而且也是未来胎儿神经生理学研究的一种重要范式"。[88] 也就是说，透过胎儿的面庞，他们真正的研究兴趣落在其他地方。不过，在上述冠冕堂皇的科学理由之下，人们几乎可以听见父母兴奋不已的喊声："看！宝宝是不是在笑？我看见她明明在笑呀！"

★

11月的这天早上，我怀孕的第五个月已过半。我死命握着约翰的手，把他的手都攥麻了。我们俩的视线一齐牢牢锚定在墙壁上高高竖起的监视器屏幕上。我们来到这间超声诊室，预备接受胎儿生理检查，这是一次全面的超声检查，将告诉我们宝宝是否发育正常，然后顺便看一下，它是男孩还是女孩。可是，这条消息对我来说绝非顺便而已。超声检查员滑动、点击着她手里的鼠标，然后再点击、再滑动，量完宝宝的股骨长度，又量宝宝的头围——我感觉自己正在渐渐失去耐心。

"这是宝宝的心脏……这是肝脏……"检查员低声念叨着。约翰和我一同伸长了脖子，拼命从屏幕上深深浅浅的阴影里辨认她所说的器官。"等一下，给你们看看这个好了。"检查员忽然说道。她按下一个按钮，屏幕里的色彩立刻从鬼影森森的灰变成了烈火焦灼的棕。"这是宝宝的三维图像。"检查员向我们宣布。我俩首先看到的全是子宫壁上的褶皱，像窗帘一样波纹起伏。超声仪器的探测棒在我的肚皮上走走停停、摇摇晃晃，接着屏幕里忽然出现了一只手：有模有样的、三维立体的、挥来挥去的一只手。约翰和我像在电影院看 3D 电影一样被震撼人心的画面推回到了靠背上。那只手是这样栩栩如生，让我感觉我现在就能从肚子里把它拽出来似的。

探测棒又在我肚皮上推了几推，宝宝的整个身躯就进入了我们的视野：它看起来像是雕刻、铸造而成的，也像是什么人用自己的拇指一点一点塑出来的。抛开焦土般的颜色，它让我想起我曾在图书馆里凝望过的意大利艺术家的雕塑作品。约翰的联想则不那么高档，他小声嘀咕着："看起来像黏土动画里的小人儿。"这时，检查员转动监视器屏幕，将它朝向我们，问道："你们想知道宝宝的性别吗？"我点点头，随即闭上眼睛。这下轮到约翰攥我的手了。

　　毫无疑问，在当今时代，留给准父母的想象余地已经越来越小。过去的女性只能通过自己脑海中的画面去"观看"腹中的胎儿，现在的我们已经可以把胎儿的超声快照张贴在冰箱门上了。但是，许多历史悠久的传说与误解早已使得怀孕一事成了好奇与窥视的对象，千百年至今不曾改变。我们永远期盼着更加了解尚在腹中的孩子，我们永远认为自己对其所知有限，我们也永远会用丰沛的想象力去填补二者之间的鸿沟。

　　检查员沉默了一小会儿，我只能听见她的鼠标在咔嗒……咔嗒……咔嗒……在眼睑的覆盖之下，我仿佛看见约翰和他弟弟在他们家后院里投球玩；我也仿佛看见我姐姐和我把绸缎丝带编进彼此长长的辫子里。只要检查员没开口，我的宝宝就有无限可能：女孩，男孩，女孩……

　　"男孩。"她一锤定音。

不要小瞧心中烦忧

　　我给这东西起了个名字——虽然我必须承认它有点夸张——叫作"妈咪的绝望"。它出现在我生完第一个孩子之后心花怒放却也筋疲力尽的那几周里，与之相伴的是它的大嗓门配偶"爸比的怒火"。素来平和的约翰在这段时间里因为几乎不可能自己完成的婴儿背带和婴儿床的组装任务，竟然出现了"无能狂怒"，并且每一次沮丧的发作总是以他躺平认输为结局，而地板上一堆又一堆装置零件则仿佛在看他的笑话。幸好，爸比的怒火逐渐平息，因为约翰找到了内六角扳手和"宝贝熊（BabyBjörn）"牌婴儿背带的诀窍，并且终于在这个围绕着小婴儿转的颠倒世界里站住了脚：白天昏昏欲睡，夜晚目光炯炯，时光飞逝干不完活，分秒煎熬望不到边。

　　相比之下，我所受的折磨无声、晦涩、拖拖拉拉。还记得叽叽喳喳的朋友们如退潮般带走了来访的热闹，只剩下我第一次单独和宝宝待在一块。整个家里鸦雀无声，唯有我自己，和躺在我脚边地板上婴儿座椅里的特迪。我们家的狗漫步过来，在特迪旁边坐下，用两只圆圆的大眼睛凝望着我，好像在问："现在该干嘛？"可我答不出来。我的人生已然借由某些我无法控制且尚未理解的方式被改变了。感受着特迪身上传来的清新愉悦，一团乱麻般的失落感让我陷入了更深的困惑。

这样的情绪效力威猛，与它缠斗的每天都会把我逼迫到投降的边缘。作家琼·迪迪恩（Joan Didion）曾形容这是"我个人生活里的一场游击战"（当时她的女儿2岁）[1]在接下来的几年里，我发现自己在不断遭遇找不到计时保姆、孩子一去幼儿园就感冒等埋伏，也曾数次跌入坏天气的陷阱，在某些狭小的空间里看守一个精力过剩的熊孩子而走投无路——我在历次激战中一败涂地。我的写作下降了一个台阶，身为母亲的每时每刻都要肩负重责大任侵蚀着它。我快要变成一个我自己都认不出来的人了：一个背包里塞满尿不湿和甜麦圈，而不再只有钢笔和笔记本的人；一个穿衣时首先考虑怎么遮掩婴儿吐奶和母乳溢出留下的污渍的人；一个用第三人称来指代自己的人，比如，将"妈咪在这儿""妈咪不喜欢你这样""快把那个交给妈咪"之类的语句挂在嘴边。重重困惑转为愤怒，而这样的愤怒无处可去，以致衍生出妈咪的绝望。

不过后来——虽然节奏有点慢——我开始找回一部分以前

的自己。学习写作与学习当妈在某种程度上都和病人重新学习走路差不多：摸索着，颤巍巍地，将一个词安置在另一个词前头。3年过去，我已经掌握了新的平衡——可是眼下日渐鼓起的肚皮威胁说要让我再摔下去。由深秋至初冬，我感到"妈咪的绝望"又一次降临，仿佛有一道纱帘缓缓降下，将我和周围的世界隔开，连我从这次怀孕中所获得的愉悦都变得黯淡。夜里，我做了一个梦，它的内容如此直白，无须进行任何解读。我在梦中见到一张很大的床，大堆床单缠成一堆，而我腹中的这个宝宝被困死在里头，我失去了他。紧接着，我又丢了我的手稿，一阵大风将纸页从我手中纷纷吹走，它们飘着、飞着，落入一个深不见底的大坑。每当我面色窘迫地试图谈谈这些感受时，我的闺密——甚至是一些已经做了妈妈的人——却都表示孕妇开开心心就得了，不会有什么别的情绪。她们有时也会笑着拍拍我，说："你这就是内分泌不正常。"摆在我面前的似乎只有两个选项：从容淡定地假装岁月静好，或哭哭啼啼地表演无理取闹。可是我的真实感受比其中任何一种漫画情景都复杂，而我未能宣之于口的东西更是如此：我担心，忧愁会通过我的身体传递给腹中的宝宝；我担心，他的情绪会与我同步。

　　关于女性在孕期和育儿初期的心境问题，彼此冲突的观点——有的认为这是一段安宁祥和的时光，有的认为这是一段由激素原因导致的反复无常的时光——已经吵嚷了数百年。一方观点的支持者将无数描绘圣母玛利亚的画作排开，每一幅画中的圣母不是怀抱着孩子，就是孕育着孩子，其自身总是散发出柔和的光辉。现在，新加入上述列表的证据与时俱进：一些研究者提出，列奥纳多·达·芬奇于16世纪绘制的著名画作《蒙娜丽莎》中的女主角，当时是一名孕妇。[2]来自意大利佛罗伦萨的考古证据表明，丽莎·加尔孔答——学术界认为最有可能是达·芬奇画中模特的女性人选——在这幅画开始绘制后的4个月，生下了一个孩子。在有关达·芬奇的一本最新的传记中，作者兼耶鲁大学内科医生舍温·努兰（Sherwin Nuland）就采纳了这种观点。他观察说，画中人的面庞饱满圆润，手指略微肿胀（并且没有佩戴戒指，这对处于丽莎·加尔孔答那个社会阶层的女性来说是不寻常的），双手交叠，保护性地覆盖在自己的腹部，呈现出孕妇的典型姿态。努兰写道，画中的蒙娜丽莎流露着"对于自己身体里正在孕育的生命奇迹由内而外的满足感"。[3]他还表示，画中女主角标志性的奇妙表情"是因即将到来的生命而微笑"。[4]

　　但是，也存在一种观点，坚持认为怀孕会导致情绪上的不稳定，甚至疯狂。19世纪时，有一种被广泛运用的诊断叫作"孕期失心疯"。其理论是这样的：受孕会导致子宫变得易于紧张兴奋，而体内的其他器官，包括大脑在内，也会响应子宫的这一模式。1828年，乔治·曼·巴罗斯（George Man Burrows）医生在著作中写道，这样的紊乱情形可能始于受孕之后的任何时刻，也可能终结于分娩或之后的一段时间，并且有些女性"每次孕期或产褥期都会发疯，另一些女性则偶尔如此"。[5] 1892年，另一位医生威廉·汤普森·勒斯克（William Thompson Lusk）在《接生术的科学与技巧》（*The Science and Art of Midwifery*）中进一步描述了这种综合征，提到在怀孕期间"神经系统发生的显著波动"可能"令人道德堕落、记忆衰退、歇斯底里或者疑神疑鬼"。他还写道，孕妇当中"比较明显的精神紊乱"十分常见，"以至在人满为患的公立精神病院里，有1/8的患者发病与生育有关"。[6]

　　自从古希腊希波克拉底时代起，上述两个情绪极端就不时成为人们公认的孕妇正常状态。长期与此相伴的还有另一个理念：无论孕妇的心情是祥和或躁动，都会传给胎儿。千百年来，在许多文化环境中，人们都坚信同样的说法：孕妇所目睹的惊人场面或所体验的强烈情绪，会自动在其腹中的孩子身上以胎记或其他特殊生理形式留下痕迹。如果女性在怀孕期间时常注视墙上所挂的图画，那么她将生下一个多毛或者皮肤黝黑的婴儿；如果女性在令其受孕的那次性行为过程中胡思乱想，那么她生下的婴儿将长得像她真心恋慕的人而非丈夫；如果女性在孕期内因某些动物受到了惊吓，那么她生下的后代就会长得像那种动物；如果女性在怀孕期间特别想吃什么东西，那么她的孩子身上将会长出一个形状类似水果或其他食物的胎记。

　　大众对于"母胎印迹"的崇信在18世纪达到了巅峰。这一时期的历史文献中频繁出现有关母胎印迹的记载。一首发表于

1709年并在当时十分流行的诗《如何生出美丽的孩子》开篇写道："那些孕妇，要想如愿，须得小心。将你的后代养育漂亮，将你的子嗣繁衍美丽。有赖于你的所见，有赖于你的所思，千万小心。"[7] 1742年，著名作家亨利·菲尔丁（Henry Fielding）在小说《约瑟夫·安德鲁斯》（*Joseph Andrews*）中描写了某人身上有一个草莓形状的胎记，并说那是因为他母亲在孕期特别想吃草莓导致的。3年后，在菲尔丁发表的另一部小说《大伟人江奈生·魏尔德传》（*Jonathan Wild*）中，主角是一个天生的罪犯，而这缘于他母亲在怀孕期间"对于占有各种财富的狂暴欲求"。

这一时期女性的信件和日记中提到母胎印迹的频次也很高，其中有一部分说法如今听来仍令人备感亲近。我初次产生这种熟悉感时，正在阅读政论家玛丽·沃斯通克拉夫特（Mary Wollstonecraft）所写的一封信。她是《为女性权利辩护》（*A Vindication of the Rights of Women*）一书的作者。沃斯通克拉夫特在1784年写下这封信时，腹中的女儿大约5个月大。"在这段时间，我要变得更理性，如果再因为敏感闹几次情绪会毁了我的。"[8]她在给男友吉尔伯特·伊姆利（Gilbert Imlay）的信中如此写道，语气有点心烦意乱，"其实，最近这几天，我一直觉得很不舒服，总像在折磨一只可怜的小动物，甚至要杀掉它似的。我对它越来越紧张，也越来越脆弱。现在，我感觉它活过来了，可是这让我更难受了。"

有关母胎印迹的其他记载相当离奇，可以说进入了超现实境地。其中有一个故事我怎么也忘不掉，要是写童话的格林兄弟或者写精神病患的奥立佛·沙克斯（Oliver Sacks）听见了，一定会把它记下来。这份记载提到一个叫玛丽·托夫特（Mary Toft）的女人，生出了一窝兔子。她本是英格兰南部村庄里的一名农妇，在田里劳作的时候，她盯上了一只兔子，想要吃掉它。[9]她说，自打有了这个念头，她脑海里便成天念着那只兔子。因此，这种强烈的愿望影响了她腹中正在成形的小生命。1726年10月的一天，她终于分娩了，产下的不是一个婴儿，而是一窝兔子，竟有16只之多。当天目睹了接生现场的男助产士大吃一惊，赶紧给好几位在伦敦最负盛名的医生去信说明。伦敦的医生来到托夫特所在的小村庄亲自验证真伪，结果都信服了。各家报纸纷纷将此事置于头版，托夫特也前往伦敦成了名人。连为英国女王服务的男助产士也被说服了，认为托夫特并没撒谎。

当然，兔子妈妈事件最终被发现是一场骗局。一名门房承认曾偷运死掉的兔子给托夫特，当作她"生出来的"。骗局的目的显然是想通过展示她自己以及她那骇人的子嗣来赚取金钱。不过，今天读到这个故事时，最令我感到震惊的是大众竟然愿意接纳此种荒谬。无论现在看当年的骗局是多么匪夷所思，人们对母胎印迹的接受，都源于对孕妇和胎儿之间紧密相连并且以孕妇的精神与情绪状态为核心这一理念自古以来的坚信不疑。她所思虑的、渴求的、恐惧的或喜悦的东西都与她腹中的孩子共享着。据此，医生和亲属有理由严肃看待她的各种感受。人们不断为孕妇屏蔽烦扰或吓人的场景，并鼓励她们接触能让自己高兴或积极的画面。[我最喜欢的一个例子是16世纪德国植物学家约西莫·卡梅拉鲁斯（Joachim Camerarius）的妻子在怀孕期间对他说，自己产生了一种特别强烈的冲动，想要往他脸上砸一打鸡蛋。于是，他真的让她这么干了。[10]]

曾有一段时间，医生们亲身鼓吹母胎印迹这一信条。但随着兔子妈妈的骗局被揭穿，医学界内就这一观念是否正确爆发了激烈的辩论。1727年，医生詹姆斯·勃朗德尔（James Blondel）对这种观点发出了强硬的反对之声，认为它是由"谣言贩子"和"空想家"推销给"愚昧之徒"的"粗鄙的谬误"。作为英国皇家外科医学院成员的勃朗德尔，用一份题为《孕妇体检中的想象力》（*The Strength of Imagination in Pregnant Women Examined*）的小册子，详细阐述了他的看法。他的斥责唤起了另一位权威医师丹尼尔·特纳（Daniel Turner）对母胎印迹理念的坚决捍卫。特纳写道："大量事例表明了这一点，孕妇的想象对她的血液、体液以及她躯体的精魂施加着鲜明且强大的影响，通过这样的运作体系，她不仅能够将柔弱的胎儿塑造成古怪的形态，还能向腹中的孩子传播疾病。"

这两位医生很快卷入了一场"小册子之战"，你来我往，针锋相对。[11] 勃朗德尔医生指出，助产士和母亲只因注意到新生儿身上的不寻常之处才产生了母胎印迹的念头。他说，女性在怀孕期间的每一次情绪体验都会在其后代身上留下痕迹几乎是不可能的。他断言，孕妇的想象不会"像通常传说的那样严重伤害胎儿，否则人类应该在不知不觉中退化成一批野兽"。最终，勃朗德尔的观点在后辈医生中获得了胜利。因为医生们越来越渴望依靠自己的专业性赢得尊重，所以他们努力清除医学理论中的迷信与民俗成分。事实上，医生们对母胎印迹传说的排斥太过斩钉截铁，以至孕妇情绪可能影响胎儿的理念被弃置一旁，300多年无人问津。

时间终于进入20世纪，医学的边缘领域——精神分析——重新拾起了这一古老的观念。面对孕妇，精神分析用上了自己全套冠冕堂皇的苛刻习惯：过分自信的理论假设，反身性的厌女倾向，以及基于少得可怜的证据做出的宏大推断。例如，精神分析提出，孕妇感到晨间反胃，实际上是在表达抛弃胎儿的隐秘愿望。[12] 一些精神分析师断言，她们的恶心感没有生理基础，只有心理原因，是"一种表达排斥的口欲期机制""一种潜意识里对于怀孕的抗拒"。这样的孕妇被形容为"不成熟""神经质""歇斯底里"和"性冷淡"的，并且过度依恋自己的母亲。原有的母胎印迹信念是将胎儿面对的危险定位在外界——女性最好能够避开的那些惊吓或刺激。与此相比，精神分析提供的解释更加诡异。怀孕期间发生诸如晨吐甚至自然流产等糟糕的事情，全是因为女性在某种程度上想要如此。当然，要解决孕妇的这些破坏性冲动，唯有每周接受5次精神分析。

　　精神分析理论早期一直由男性学者掌控，在分析女性的情绪与行为方面往往采取一种居高临下的姿态。弗洛伊德本人曾将怀孕的欲望归结为女性想要拥有一个阳具。（他似乎从来没有考虑过女性怀孕也许真的只是为了想要一个孩子。）虽然当时也有少数女性精神分析师，但她们并没能够让自己豁免于导师的那套残酷逻辑。例如，在奥地利出生的精神分析师兼作家海伦娜·朵伊契（Helene Deutsch），作为第一位由弗洛伊德亲自进行分析的女弟子，在她20世纪40年代中期出版的两卷本大部头著作《女性的心理》（*The Psychology of Women*）中，花了不少篇幅论述孕期的情绪生活。

　　朵伊契认为，孕育一个孩子的行为不可避免地伴随着矛盾的心态，而一个女人处理这些混乱感受的方式取决于她与自己母亲的关系如何。怀孕的历程建筑在这种"身份认同"的基础上，也就是说，孕妇的情绪状态可以单独决定怀孕的成败。为了向读者说明这一机制，朵伊契细致地描绘了一个叫作"史密斯太太"的病人的案例。[13] 史密斯太太反复发生自然流产，朵伊契将此事归结为她和她母亲的关系充斥着种种冲突。1917年，史密斯太太曾经顺利生下一个男孩。在那次怀孕期间，她的一个孕妇朋友以及那位朋友慈爱的母亲，在情感上给予了她温暖可靠的支撑。而当朋友一家搬走后，史密斯太太和母亲之间再度发生冲突，她又一次发生了自然流产。

多年后，朵伊契承认，"史密斯太太"其实就是她本人。[14]得知朵伊契对自身经历做出这样的判断，而且其中掺杂着尖刻的自我评价和由衷的迷惘困惑，我感到自己的心脏被一股浓重的悲哀击中了。朵伊契在书中这样写道："她嘲讽自己是一个'阑尾妈妈'，因为她只有通过依赖另一个女人才能顺利度过孕期生下孩子。除了怀孕，她这个人一点也不神经质，能够处理好自己生活中其他所有的问题。只有在面对怀孕这个沉重的任务时，她摆不平，而其中的缘由她自己也渐渐省悟了。可是当她的朋友离去之后，她再也无力驱散她曾经抗拒的有关母亲的阴云。"朵伊契还语气凄苦地补充说："精神分析治疗没有解除她的困境。"终其一生，她再也没有产下子女。

尽管精神分析作为一种文化思潮和心理治疗范式已经逐渐衰落，但它那套带有惩罚意味的哲学仍然留给了准妈妈们不少责备与罪过——有关孕妇"歇斯底里"的令人不适的笑话，以及默认孕妇必然做了某些不当行为才会导致自然流产的普遍观念，都是十分明显的例证。不过，早期的精神分析文献，包括朵伊契的著述在内，也存在有益的一面，它们在帮助女性重视自己的精神和心理状态方面起到了实实在在的作用。当我读到奥地利精神分析师、哈佛大学医学院教授兼贝思以色列医院精神科主任格蕾特·莱纳·比布林（Grete Lehner Bibring）的论文时，心中自然而然产生了感恩之情。比布林将怀孕视为理解女性内心世界的关键。1959年，她在文章中写道："许多年来，人们对于孕期心理的兴趣越来越浓。对于任何一个研习人类行为的学生来说，无论怎样重视孕期心理状况对个体及其家庭成员的意义都是不过分的。"[15]她在另一篇文章中补充写道，抛开其重要意义，人们有关孕期心理的大部分观点仍然止步于"担忧孕妇情绪不平稳、难预料的民俗传说。我们都听过那个众所周知的故事，一个女人在寒冷的一月份，半夜把丈夫弄醒，非得让他出门给她找新鲜的草莓或桃子。"[16]

　　比布林旨在超越上述陈词滥调，去寻找孕妇心理活动的真相。她在贝思以色列医院展开了一项大规模的长期研究，从中逐渐浮现出一些潜藏已久却引人入胜的新观念。比布林提出，怀孕就像青春期，也是人类生命中的一个发展阶段。在这一阶段里，女性的心灵随着身体一道发生着变化。怀孕是人生中的一次"正常发生的危机"，也是"从一个阶段迈向下一个阶段时无法折返的临界点"，[17]因此我们必须谨慎导航，小心驾驶，以便顺利实现更高层次的成熟。在这令人焦躁不安的9个月里，从前未解决的心理冲突会浮现出来，而原有的解决办法不再奏效，同时新的人生角色——事实上可以说是一个全新的自我——必须建构起来。怀孕不是一段被动等待的时期，也不是一种激素上头的病理状态。它就是它自己，富有活力，变动不居，充满创造性，只是有时难以驾驭。而怀孕的成果影响着我们如何掌控自己的下一个发展阶段。就好比青春期的历程会影响成年早期一样，孕期为女性晋升人母拟定了基调。比布林总结说，从怀孕这项人生挑战出发，

"没有回头路可走"——怀孕，是"心理健康的试验场"。[18]

读完比布林之后的那几天，我一边系着运动鞋的鞋带，一边持续思考着她对怀孕的新观念。我打算去锻炼锻炼，自从——呃，好吧，十几岁之后，我就很少这样做了。最近这段时间，每当难受的感觉席卷而来的时候，我都发现自己可以从跑步中找回一点心灵的平静。从前年少时，当和母亲发生了争执或和朋友产生了误会时，我会立即跳出麻烦的局面，脸上挂着还没干的泪珠，双脚蹬进运动鞋就迈步出门，直奔路口的小学校园而去。绕着空空荡荡的操场，我一圈一圈奋力狂奔，像是在用脚下令人不快的强烈震动去捶打地面。在狂奔中，我的喘息声越来越大，直到将刚才发生的口角从脑海中清除干净。这能让我感觉好受许多。45分钟后，我会放慢速度，用前臂蹭掉脸上的汗水，谨慎地检查一下内心的愤怒和自怜——几乎每一次，我都成功地甩掉了它们。

驶过青春期的风暴之后，我放弃了这个跑步的习惯，而现在，我在考虑重新拾起它。我从文献阅读中了解到，就像在女性一生中的其他阶段那样，体育锻炼可以缓解怀孕期间的抑郁。[19]研究结果还表明，体育锻炼可以降低先兆子痫和孕期糖尿病的风险，同时可以帮助应对诸如腰痛等骨骼肌肉方面的问题。[20]

更加令人惊喜的是，孕妇进行体育锻炼还可以让腹中的宝宝更健壮。琳达·梅（Linda May）是堪萨斯医学与生物科学城市大学的解剖学助理教授。她借助生物磁力计对基于心脏的电活动而形成的磁场进行测量,以探索孕妇进行体育锻炼对胎儿有何影响。[21] 结果发现,与习惯于久坐不动的孕妇相比,那些每周进行3次长度至少30分钟的中等强度有氧运动的孕妇,为自身和胎儿提供了同等程度的心血管健康收益。比起懒孕妇所怀的宝宝,这些积极运动的准妈妈所怀的宝宝的心率显著较低,心率变化范围显著较大。如今,琳达·梅正在进一步探索将孕期体育锻炼作为一种改善后代健康的早期干预措施的可行性。

　　体育锻炼甚至可以让胎儿变得更聪明。在一本近期广受好评的图书《智力是什么?怎样掌握它?》(*Intelligence and How to Get It*)中,密歇根大学的心理学家理查德·尼斯贝特(Richard Nisbett)指出,智商的可塑性比人们原本以为的强。他提出了若干建议,教导读者如何养育出更聪明的孩子,其中一条建议就是:母亲在怀孕期间积极锻炼身体。[22] 尼斯贝特在书中写道,怀孕时坚持运动的女性所产下的子女往往体格较大,而体格较大的新生儿又往往能发育为较聪明的成年人。这或许是由于体格较大的新生儿拥有较发达的脑组织所致。

　　以上就是我此时此刻置身于离家几个路口的健身房的原因。现在,我清晰地感觉到十几个大大小小的游泳圈构成了自己怀孕6个月的臃肿身躯。面对即将踏上的笨重的跑步机,我当然也有一些疑虑:我曾经从新鲜的空气和操场的尘土中得到的东西,这台设备也能给予我吗?但是,当跑步机开始发出稳定的嗡嗡声时，我发现自己很快爱上了这种高科技，以及它所提供的令人愉快的、丰富多样的客观条件。我摁下一个个按钮，随着设备的调整让自己的步伐时急时缓，或陡或平。脚下的履带送走了一公里又一公里的距离，我登上山坡，也跑下河谷，我忽然发现，笼罩在心头的阴云早已无影无踪了。

　　如果说怀孕激发了许多女性人生中的一次"正常危机"，那么对另一些女性来说，它带来的危机远远没有这么祥和。研究显示，怀孕女性患上心境障碍的情形并不比非孕期女性常见。但是，在整个育龄阶段——大约在20—40岁——女性患上抑郁或焦虑的风险是其一生中最高的，[23]并且与前辈医师的看法相反，怀孕并不能为女性提供抵御这种风险的保护力。[24]根据精神病学家的估算，约有20%的孕妇会经历心境障碍或焦虑障碍，约有10%的孕妇会患上重度抑郁，但其中的许多孕妇在发病时，周围人并没有意识到异常。[25]这或许是因为精神疾病的症状与孕期症状之间存在部分重叠：睡眠模式、饮食习惯和活动水平都会发生变化。

　　在孕期常见的所有心理问题中，我们对抑郁的了解算是最多的。尽管如此，产前抑郁受到的关注远远少于产后抑郁，甚至少于产后精神病这种罕见情形。可是，怀孕期间的抑郁比产后才发病的抑郁更为常见。英国的研究者追踪了14 000多名女性从怀孕到生产的过程，调查了她们在各个阶段的抑郁症状，并将研究报告发表在2001年的《不列颠医学杂志》（*British Medical Journal*）上："在孕18—32周症状表现超过了抑郁症阈值的女性，多于在孕32周至产后8周超过这一阈值的女性。在研究领域和临床领域，我们都需要加大投入，以理解、认识和治疗产前抑郁。"[26]这样做的理由在于：约有一半经历了产前抑郁的女性在产后都会再次遭遇抑郁问题。[27]用一位研究者的话来说，这意味着产前抑郁成了"产后抑郁的最佳独立预测因子"。[28]

一旦确诊抑郁症，事情就变得愈加复杂了。当前的抑郁治疗往往涉及开具抗抑郁药物的处方。抗抑郁药物通常属于选择性5-羟色胺重吸收抑制剂（selective serotonin reuptake inhibitor，简称SSRI）。根据一些研究结果，孕期服用SSRI类药品与新生儿呼吸问题风险升高之间存在相关关系。[29]"患上抑郁症的孕妇的处境实在是进退两难。"[30]纽约大学精神病学兼妇产科学教授莎丽·拉斯金（Shari Lusskin）评论道："其中许多人不愿服药，可是若不服药，她们就只能遭受折磨。"研究显示，患有抑郁症的女病人如因为怀孕而停止服药，则病情复发的概率极高。2006年，一项发表在《美国医学协会期刊》（*Journal of the American Medical Association*）上的研究追踪了201名有重度抑郁病史的孕妇。[31]在坚持服药的女性当中，只有约1/4的人在孕期出现了复发；而在停止服药的女性当中，有超过2/3的人在孕期病情复发。

如今我们认识到，抑郁与怀孕出现问题之间存在关联。患上抑郁症的孕妇容易发生早产。2008年，加利福尼亚州恺撒永恒医学中心的研究者们发现，表现出轻度抑郁症状的孕妇发生早产的概率升高了60个百分点，而表现出严重抑郁症状的孕妇发生早产的风险翻倍。[32]此外，有抑郁问题的孕妇所生下的子女的出生体重也容易偏低。出现上述异常的原因可能在于抑郁使得孕妇难以善待自身：她们的饮食变差，还会吸烟、饮酒，或是不接受产前护理。另一种可能的解释是，抑郁症本身或许改变了孕妇体内原有的生化平衡，因此容易引发早产或导致孩子出生体重较轻。例如，抑郁症患者体内的应激激素皮质醇水平通常会上升，它可能会通过胎盘直接影响胎儿的发育进程，它也可能影响孕妇自身的血管功能，间接造成母体输送给胎儿的血氧和营养物质减少。"不存在绝对安全的选项。"拉斯金教授评价道："但对大多数人来说，包括服用抗抑郁药物在内，接受治疗的风险比放任孕期抑郁病情的风险小一些。"

在抑郁症孕妇所生的孩子当中，出现早产和低出生体重的比例较高，这一点已经得到许多研究的确认。科学家们目前的工作重点是检验另一个令人惊诧但尚处于推测阶段的理念：孕妇的情绪状态会影响胎儿的大脑及神经系统发育，进而塑造子女出生后体验和管理自身情绪的方式。这一理念可以看作母胎印迹的余韵之一。

我初次听闻这种观点是在一次胎儿发育领域的专家会议上，

会议在首都华盛顿召开，名称是"围生期大脑与行为网络"。其中一名发言的专家是哥伦比亚大学的精神病学教授凯瑟琳·蒙克（Catherine Monk）。她穿着一身时髦的黑色西装，脑后挽着利落的发髻，站在台前。

"新的研究显示，在孩子出生之前，母亲的心境就已经在影响他们的发育了。我们的研究要关注如下问题：孕妇的情绪是否会传递给胎儿？如果可以，是怎样传递的？以及，这些情绪会如何影响胎儿的发育？"[33]

"上述新问题等待着解答。目前，我们仍在寻求可靠的方式，好让胎儿告诉我们答案。"她补充道。

事实上，蒙克及其同事在将胎儿置于诊疗椅上这方面已经取得了不小的进展。在我们两人从华盛顿返回纽约的路上，我与她接上了头，她邀请我去她的实验室参观她正在进行的研究项目。于是，在12月初的一天上午，我拜访了位于曼哈顿上城的长老会医院。来接待我的是安德莉亚，一名身穿白色实验服的年轻研究生。她引领我进入一间灯光明亮的控制室，里面的设备正在嗡嗡地运转，一位名叫迈克尔的技术员正在敏捷地敲击着键盘。通过一面单向可视玻璃墙，可以看到隔壁的检查室，那里宁静而昏暗，一部分黯淡的灯光穿透阴影的阻挠投射过来。等一会儿，安德莉亚将在那边迎接今天的实验参与者，一名距离预产期仅3周的孕妇。

在这项研究中，凯瑟琳·蒙克设置了四组不同的孕妇进行比较：一组患有抑郁症且服用抗抑郁药物；一组患有抑郁症且接受心理治疗；一组患有抑郁症但未采取任何措施；还有一组心境正常者，作为对照组。刚刚进入隔壁检查室的那名孕妇属于患有抑郁症但未采取任何措施组——即便对我这样的外行人来说，这也是一目了然的事实。她垂着脑袋，回避和他人的目光接触，而当她做自我介绍的时候，她的嗓音只比说悄悄话高那么一丁点儿。安德莉亚领她坐在一张扶手椅上，她后仰着头，靠住椅背，没精打采地盯着窗户。安德莉亚把血压监测器套在她的中指上，又将两个电极贴在她的锁骨下方，而在此期间，她坐在那里一动不动，并且一语未发。接着，安德莉亚温柔地卷起她的上衣下摆，露出她的肚皮，就在这时，我忽然看见她腹中的宝宝动了一下，她腹部的皮肤因此显现出了波纹。

即便只是站在控制室里观看，我也仿佛能体会到她身上浓重的悲伤，似乎仅凭存在本身就会耗尽她能够调动的全部精力。我回想起另一位研究者告诉过我的知识：在超声检查过程中，有抑郁问题的孕妇往往对于观看屏幕上自己宝宝的画面表现得不感兴趣。本来，我有充分的理由对她产生同情，但让我感到懊恼的是，我的内心对此感到抵触。她憔悴的面容和她饱满的肚子如此不协调，她本人的死气沉沉和她腹中宝宝的活力蓬勃在彼此缠斗。看着这幅情景，我第一次开始理解为什么"孕期抑郁"这个概念会让人这么别扭。

安德莉亚一边把导电凝胶涂抹在那位孕妇的皮肤上，一边问了几个常规问题：这是不是她的第一个孩子？她知道孩子的性别了吗？

"是一个男孩。"她回答道，并且首次露出了笑容，可惜只是淡淡地笑了一下。安德莉亚将第三个电极放在她的肚皮上，一边挪动位置，一边寻找信号。很快，熟悉的胎心音充满了整个控制室，同时，心率数字也直接显示在屏幕上。迈克尔敲了几个键，5条曲线贯穿了他面前的显示器，它们分别概括了孕妇心脏的电活动、孕妇的血压、孕妇的呼吸、胎儿的心率以及胎儿的活动。

安德莉亚回到控制室，实验正式开始了。那位孕妇需要完成一个经典的心理学测验，名叫"斯特鲁普任务（Stroop task）"。这一任务要求参与者说出特定的颜色。其中的难点在于，任务中用到的表示颜色的单词会以另一种颜色显示，从而短暂地迷惑参与者。此时，那位孕妇正在一个手持键盘上按键，对她面前屏幕上闪现的一个个单词做出反应。"绿色"，屏幕用黄色呈现了这个词；"蓝色"，屏幕用红色呈现了这个词；诸如此类。孕妇每次按键做出反应后，屏幕上也会报告结果："错误""错误""错误"……

"她做得不大好。"迈克尔说道。

"她说她不想做预备练习。"安德莉亚叹了口气。

"她不愿意尽力。"迈克尔冷淡地回答。

控制室陷入了沉默。我们注视着她继续在任务中挣扎了一阵子，忽然，迈克尔凑近麦克风，接通了检查室的音箱。

"请加快速度。"他语气郑重。

这是这项实验中的一个标准环节，其目的在于提升参与者的应激水平。当然，代表着孕妇心率、血压和呼吸的3条曲线开始上扬。迈克尔等了一小会儿，又一次重复了那句命令："请加快速度。"此时，我注意到代表胎儿心率的曲线也开始攀升。而在此期间，检查室里的屏幕上仍然持续闪现着"错误""错误"。

实验终于结束了。安德莉亚回到检查室，温柔地说："您现在可以安心休息几分钟。"然而那位孕妇没有搭话。她再一次后仰着头，靠着椅背，沉默地闭上了眼睛。

✳

从上述实验程序中，凯瑟琳·蒙克的研究团队发现，有抑郁和焦虑问题的孕妇腹中的宝宝表现出了很强的反应性。[34] 参与蒙克实验研究的所有孕妇在进行斯特鲁普任务期间都出现了心率、血压和呼吸的增长。但是，只有那些患上了抑郁症的孕妇，或那些具有焦虑型人格的孕妇，其胎儿才会出现心率的增加。"这一区别说明，这些胎儿已经变得对应激更加敏感了。"蒙克这样告诉我，"这或许是因为继承了父母的特定遗传倾向，也有可能是因为这些胎儿正在发育中的神经系统受到了母亲情绪状态的影响。"蒙克解释说，孕妇的心率和血压或者她们的应激激素水平，可能在孕育胎儿的9个月里影响着子宫里的环境，并通过这个塑造人类个体所处的第一环境而左右其发展方向。

蒙克在不同孕妇的胎儿身上发现的这种区别似乎持续到了

他们出生之后：那些对应激反应较大的胎儿成了对应激反应较大的婴儿。由于基本的生理模式（例如心率）和不同的先天气质类型有关，蒙克指出，"气质类型的分化或许要追溯到子宫里"。她为我介绍了其他研究者的一些发现：抑郁孕妇产下的新生儿易激惹、难安抚[35]，睡眠问题较多[36]，血液中应激激素皮质醇的水平也较高[37]。等孩子的年龄再大一点，母亲在孕期内的抑郁和焦虑问题与子女的冲动、多动、情绪及行为问题也呈现了相关关系。[38]

除了早期的气质类型，宫内环境甚至可能影响孩子长大以后对精神疾病的易感性。"人们已经认识到，有些人天生具备患上抑郁和焦虑问题的遗传素质。"蒙克谈道："人们也认识到，被患有精神疾病的父母抚养长大会增加个体患上精神疾病的风险。而子宫内的环境或许是精神疾病在家族内部传递的第三条途径。"蒙克表示，这类研究"正在把我们之所以成为我们的起跑线往回推"。

倾听着蒙克的教导，我开始思考自己家族里的情绪模式。我有些怀疑，我体验到"妈咪的绝望"的根源在于我们具有紧绷型神经质的家族倾向。我和我母亲在听到突然的声响时都会发生惊跳，在高速公路上都会精神高度紧张，而且是天生如此。焦虑由母亲传递给我，就像继承一笔陈年的债务，一件已经破损的传家宝，令人无奈。从前，我会为此抱怨某个不够理想的 DNA 片段，或警惕一切有潜在危险的抚养风格。而现在，我开始好奇，这一传递是否源于子宫？我是否能够做些什么以免我的第二个孩子也继承这项遗产？

　　几年前，我曾经找到过一种可靠的办法来平息长期以来不时在脑海中尖叫的警报声，这种办法就是冥想。我加入了一个冥想练习小组，每周四晚上去组长家里集合。组长安娜是一位禅师兼心理治疗师，她那位于曼哈顿上东区的公寓里堆满了书籍，四处铺满了东方式的地毯。我坐在一个圆形的坐垫上，学着将全部注意力集中于自己的呼吸，去跟随空气进出肺部的动作，而不再陷入由脑海中诸多念头形成的古怪漩涡。特迪出生之后，我参加冥想练习小组的次数大大减少了。不过，在12月的这个周四晚上，当我再次拜访安娜的公寓时，老成员们用笑容和点头重新接纳了我。

　　大伙在公寓起居室的地毯上围成一个圆圈，安娜敲响铃铛，以示第一轮练习开始。铃铛的回声尚未彻底消失，我就感觉到自己的头脑平静下来了，也察觉到肚子里的宝宝暂时停止了他通常和我保持同步的游泳运动。铃铛再次敲响，又是一轮练习。此时，安娜开始用她温柔而坚定的声音引导大家，我先是心中警醒，随即放松下来。她让我们结一个心印，说了一个没有答案的谜语："非一，无二。"安娜解释说，我们的心灵和我们的躯体不是彼此隔绝的，人与人之间，或者人与构成宇宙的万事万物之间，也不是毫无关联的。

　　若在从前，我大概会将这类言论归为新世纪式的神秘主义传说，在心里默默地对此嗤之以鼻，把它看作我为了进行心理训练而不得不购买的门票。但在今晚，这些话语在我听来别有一番意味：它顺畅地解释了为何孕妇在寻找自我的过程中会遭遇那种似是而非的处境。这次集体练习结束后，我站起来伸了伸腿，我能感觉到肚子里的宝宝又恢复了他的水中体操——我们俩既非一体，又无二致。

★

除了凯瑟琳·蒙克等人的研究，目前学术界还有另一批研究正在探索精神疾病是否有可能起源于产前。不过，在科学家们的推测中，这一起源与孕妇的心境无关，而与孕妇经历极端应激或营养不良有关。根据我从纽约大学精神病学家德洛丽丝·马拉斯皮纳的研究报告中所读到的信息，战争属于一种极端应激源。她发现，那些经历了第三次中东战争的孕妇所生下的后代在成年早期时发作精神分裂症的概率明显较高。

苏格兰阿伯丁大学的神经科学家戴维·圣克莱尔（David St. Clair）于2005年发表了一篇研究。他检查了时间跨度长达30年的精神科病例，结果显示，在母亲腹中经历过饥荒的人患上精神分裂症的概率是出生在食品供应正常年代的人的2倍。[39]

精神分裂症是一种潜藏着多种成因的复杂疾病，而圣克莱尔以及其他一些学者的研究提示我们，孕期内严重营养不良可能会促进这种疾病的发生。具体而言，这些研究结果多数指向了叶酸：怀孕期间缺乏这一关键营养素可能触发DNA出现新的突变，妨碍 DNA 进行有效修复，或扰乱基因的正常表达，从而导致精神分裂症发病率升高。圣克莱尔的精神病例研究结果与围绕着荷兰 1944 年"饥饿严冬"的研究结果彼此印证。哥伦比亚大学流行病学兼精神病学教授以斯拉·萨瑟（Ezra Susser）报告称：纳粹占领期间尚处于母腹中的那些荷兰人患上精神分裂症的风险翻了倍。[40] "从两类不同人群中获得了相似的结果，这说明我们触摸到了真相。"萨瑟如是说道。

虽然表面看来，将精神疾病的成因追溯至子宫以内令人惊诧，但萨瑟对此并不感到意外。几十年前，他的双亲默文·萨瑟（Mervyn Susser）和泽娜·斯坦（Zena Stein）就是领头研究"饥饿严冬"后续影响的流行病学家。[41] "我在成长过程中，每天都会听到'饥饿严冬'这个词。到了十几岁，我就开始为这些研究做文书工作了。"萨瑟侃侃而谈，"所以当研究者们首次提出精神分裂症或许存在产前起源因素的时候，我一点也不觉得有什么奇怪。人类个体成年后的经历可能起源于他们出生之前，这样的理念对我来说再自然不过了。"

萨瑟认为，经过长期的积累，他们的研究有助于人们更全面地理解精神分裂症，也许还能为预防这种罕见但恐怖的疾病做出贡献。与此同时，我们的努力也可以朝着另一种相当普遍的孕期疾病再推进一些，那就是产前抑郁。产科医生可以针对孕妇进行抑郁症的筛查，就像他们筛查其他异常情况一样，然后转介需要心理援助的那些病人去接受治疗。产前抑郁的患病率并不比孕期高血压低，甚至是孕期糖尿病患病率的5～10倍，而筛查孕期高血压和孕期糖尿病都是产前护理的例行程序。但是，根据精神病学兼妇产科学教授莎丽·拉斯金的说法，几乎没什么产科医生会关注孕妇是否抑郁。她告诉我："产科医生要么说他们太忙了，没有条件处理病人的心理问题，要么完全不相信自己的病人会抑郁，觉得怀孕本身可以保护女性不受负面心境的侵扰。"

目前，筛查孕期抑郁已有了不少可用的工具。[42] 筛查所需的时间很短，孕妇坐在候诊室里等待时就足以完成筛查，而这段时间如果不用来筛查抑郁，通常只会耗费在翻翻报刊架上的旧杂志或看看周围人的肚子大小上。我读了读其中一份工具，名为孕期抑郁量表（Pregnancy Depression Scale）。[43] 这是一套只包含七个问题的简单测验，用于识别孕妇的抑郁症状，却具备不错的准确性。我一面读，一面在脑海中一一回答其中的提问。我感到悲伤、绝望、无助、没有价值吗？我内心常常指责自己，觉得自己让人们失望了吗？我对过去犯下的小错误会翻来覆去地琢磨吗？我经常感到没精打采、难以决断、踌躇不前吗？虽然这份测验需要由医生来计分，但读完这些问题的时候，我算出了自己的大概分数。根据得分表的说明，我没有患上抑郁症，不过确实存在这样的风险，需要"密切观察"。

我意识到，在历次产检过程中，我的产科医生从未询问过我的情绪状态，而我也从未主动提及，我们两人默契地虚构了一个平安无事的景象。尽管产科医生常常就孕期抑郁筛查的实践操作问题推三阻四，但我怀疑，他们不愿进行这一筛查也许源自一个更为人性化的理由：产科医生也希望孕妇一直开开心心。

　　我忽然发觉自己正在哼圣诞歌——这说明我已经开始感觉好些了。现在，我每周去健身房锻炼两次，而且我一旦察觉到脑海中令人焦虑的思绪有加速运转的倾向，就会立即停下来，将注意力转到自己的呼吸上。运动和冥想这两种手段确实发挥了效用，不过，我还在考虑是否可以尝试更多办法，比如心理治疗。直至最近，几乎没有什么研究具体考察了心理治疗对孕妇的效果。不过，哥伦比亚大学精神病学妇女项目组的负责人玛格丽特·斯皮内利（Margaret Spinelli）正在努力改变这种情形。她运用一套叫作人际心理治疗的具体方法，去处理孕妇的独特需求。"人际心理治疗重点关注个体的关系状态，以及他们和家人、朋友、其他集体成员在一起时所扮演的角色。"斯皮内利这样告诉我，"人际关系，无论是过去的还是当下的，对一个正在怀孕的女性来说，都具有特殊的重要性。"44参加斯皮内利项目组的孕妇需要每周与人际心理治疗师会面一次，并持续3个月。在此期间，孕妇需要和治疗师合作，以改善沟通方式、明确交往预期、为从前失去所爱之人进行哀悼，同时还要处理一些孕期内特有的问题，例如解开对于自己即将做妈妈的矛盾和忧惧心态，并且探讨孩子降生给夫妻关系带来的改变。

2003年，斯皮内利发表了史上第一个有关孕期心理治疗临床对照实验的研究。[45] 这项研究比较了人际心理治疗和家长教育在50名抑郁孕妇身上产生的效果，发现治疗组的孕妇表现出了显著改善，其中60%的参与者达到了康复标准；而在教育组的孕妇中，只有15%的参与者实现了康复。目前，斯皮内利正在更大规模的参与者身上检验心理治疗的效果。我翻阅着她为治疗孕妇所撰写的指导手册，耳边响起了格蕾特·比布林著作的嘹亮回声。斯皮内利在手册里这样写道："怀孕是一个激烈动荡的发展阶段，与青春期的开端十分相似。在此期间，女性需要适应作为母亲的新角色，她的自我概念将由此重新组建。"她补充说，这是"最为常见的脱胎换骨的体验之一"。

12月末的一个上午，我拜访了隐匿在曼哈顿上城的幽静之中的一间办公用套间。我来到这里是为了与凯瑟琳·蒙克会面，她的工作既包含为孕妇进行心理治疗，也包含围绕孕妇做研究。蒙克来到接待室欢迎我，今天她的头发温柔地环绕着肩膀，身上穿了一件毛茸茸的鹅黄色套头衫——其中一只袖子被她新养的小狗咬出了破洞。她一边伸手给我看，一边自己忍不住笑起来。她领我参观她的办公室，并且体贴地提出帮我倒一杯白水。我落了座，环顾四周。书架上挤满了沉甸甸的精神病学和妇产科学教材——还有一本引人好奇的《给傻瓜的怀孕说明》（*Pregnancy for Dummies*）。墙上挂着一个画框，里面装了一张购自某个博物馆展览的海报，那是一幅由蓝色、绿色、红色和黄色构成的抽象画。我仿佛能想象到，她那些怀着孕的病人如何在与她谈话的时候凝视对面的画，她们一边用目光追随着其中慵懒的笔画，一边告诉蒙克，有另一个生命在自己体内成长究竟是一种怎样的感觉。

蒙克回来了，我开门见山地问她，人们看待孕期情绪的方式存在什么样的问题。"我们对待怀孕的方式，就好像这是一个医学问题。"她从容答道："我们已经把抑郁医学化了——仅仅从神经递质的角度思考它——而现在，我们也把怀孕医学化了，认为它只是一些激素问题。可事实上，怀孕是一种深刻的情绪和心理体验。"蒙克赞成玛格丽特·斯皮内利的观点，认为怀孕不仅意味着产科医生在诊室里关注的那些事，还影响着女性与伴侣、亲属和朋友的人际关系网络。她还强调，其中最为重要的，或许就数孕妇与其腹中胎儿的关系了："女性往往在孕期已经逐渐体会并适应了胎儿的某些具体特质。她们常对我说，'这个宝宝将来会是一个倔脾气——她踢腿可有劲了'或者'这个宝宝是一个夜猫子——每当我打算入睡的时候，他就翻个不停'。孩子尚在腹中，准妈妈们就已经开始为他们创立表征了。也就是说，母亲与子女的关系早在后者出生之前就开始建立了。"

蒙克谈到，在心理治疗当中，她总是试图"将宝宝引入治疗室"，从而帮助孕妇考察自己对胎儿的各种感受，识别自己与胎儿之间的关系模式，或自己套用在未来宝宝身上的"范本"。"我们每个人都拥有自己的人际关系范本，这些范本包含我们对他人的预期，对方在多大程度上可靠或不可靠，我们在多大程度上值得对方喜爱。如果将一个没有助益的范本套在胎儿身上——比如，套用了孕妇和自己母亲之间重重纠葛的关系范本——那么我们会努力找出一个别的范本来让孕妇学会使用。例如，或许她和某个姐妹或某个阿姨关系亲近，这样一来，她就可以努力调用那个范本。"聊完实验研究和治疗实践之间的联系之后，蒙克提到还有一种方法可以"将宝宝引入治疗室"：既然孕妇的心境会影响胎儿，那么治疗孕妇也就能治疗胎儿。"通过协助孕妇较好地调节自身的情绪，我们可以潜移默化地影响胎儿的发育进程。"她如是说道。

蒙克表示，怀孕还蕴含一个非常重要却常常被忽视的方面，即它翻天覆地一般深厚的影响力可能摧毁女性的身份认同。"我们一直认为，在青春期，躯体急剧改变，情绪横冲直撞——而孕期的情况与此十分相近。"在访谈接近尾声的时候，蒙克对我总结道："这是一个相当无序的时期，其中有大量因素在不停地涌动。但是这样的流动性同样为积极的改变提供了新机遇。"她暂停下来，直视我的眼睛——我突然间变得非常惶恐，感觉自己心中的千头万绪在她犀利的目光下无所遁形。"你必须允许将自己拆解为若干不同的部分，再以一种截然不同的方式把它们重新组织在一起。"

与蒙克道别之后，我在她办公楼下的淡色玻璃门内站了一会儿，拉好我的手套，裹紧我的围巾。再过几天就是圣诞节了，可此时西168街和圣尼古拉斯大道交会的这个路口仍是一幅忙乱的景象：人流熙来攘往，拎着满满的购物袋，电线牢牢拽住街灯，一个装扮成圣诞老人的家伙守在地铁口兜售报纸。我深吸一口气，向着冬日里灿烂的太阳迎头而去。

送给宝宝的第一笔健康保险

　　如今我怀孕7个月了，例行产检随之变成了每两周一次，那感觉就好像我生活中的大部分时间都花在了往来产科诊所的路上。但我不介意。我的产科医生把办公室设在苏荷区，在这里，脖子上挂着相机的游客、拎着大包小包的购物者、演员、模特以及一些画家和画廊商人在拥挤的人行道上摩肩接踵。我在其中慢慢走着，小心地穿过王子街，去往百老汇大街上的产科诊所。我把目光依次落在每一个与我擦肩而过的人身上，脑中陡然跳出一个念头：这条街上的每一个过客都曾是一个胎儿。从客观的角度来说，这只是一个显而易见的事实，但我越琢磨，越觉得奇特。我们的起源故事——每个人都曾经在一个女人的子宫里生活过9个月——和古人创造出来的任何一个神话传说一样，充满梦幻色彩，匪夷所思。我们都知道它真实无误，可我们都不敢确信。

　　我回想起了自己第一次给特迪讲人类胎儿起源故事时的情形。在一连7个月没有注意到——又或是有意忽视了——我怀孕这件事之后，上周的一天上午，特迪忽然从他的积木堆里抬起头来，问我："妈咪，为什么你的肚肚这么大？"机智如我，当即意识到这是一个教育孩子的绝佳时机，于是我深吸一口气，开始为特迪进行详尽的解说：一个小宝宝正如何在我肚子里长大；经过9个月，这个小宝宝将如何从我的肚子里出来；特迪又是如何以同样的方式来到这个世界的。我一边讲课，一边努力不让自己因为特迪的表情而分心，那是一种深深的不信任，甚至可以说是质疑的表情。"而且每个人一开始都是这样的哦！"我如释重负地总结道，尽量营造一种毋庸置疑的权威感。然而，特迪此刻看上去已经完全不相信我了，他的表情让我一瞬间穿越到10年之后：特迪成了一个正值青春期的叛逆的小刺头。他低下头，回到自己建筑的宏大城堡之中。"好笨，妈咪"就是他对此事的全部评价。

　　现在，环顾四周的闹市，我似乎头一回理解了人类生命中的这个早已为人熟知的事实。体格魁梧的男人在小酒店门口将货箱装车，身形窈窕的女人从精品店里鱼贯而出，而他们曾经全都是生活在羊水里的胎儿。我眼中看到的不再是厚实的肌肉和性感的锁骨，取而代之的是胎儿微微透明的皮肤，蕾丝般的血管脉络，以及如化石一样精致的脊椎。这样的画面让我意识到，对于这个世界来说，路上的每一个人曾经都是那么脆弱而新鲜。我望着他们，心里不由得生出一股柔情。我驻足在街角，平复呼吸，不想嘲笑自己的多愁善感。这只是一时的情绪化反应，源于我当前的身体状况以及与之相伴而来的预设观点。但话说回来，它和目前全球各个科学实验室里正在发生的思想转变恰好是一致的。研究者们开始尝试用新视角看待成年人：受到产前经历塑造的有机体，昔日的胎儿。

　　这个新视角对我来说，既不言自明，又令人目眩，就和我站在苏荷区街边眼前发作的重影一样。事有先来后到，先者会影响后者。在营养不良的孕妇所生下的低体重新生儿身上，或在酗酒的孕妇所生下的胎儿酒精综合征患儿身上，这一点都是显而易见的。英国内科医师戴维·巴克很早就主张，我们的许多生理特质都起源于孕期。他曾提到，当他将这一新锐观点介绍给普通的母亲和祖母时，"她们往往怜悯地看着我，仿佛我脑子不大灵光，所以才刚刚认识到这一点"。但是，考虑到由此可以推导出的结论，这一观点足以叫人欣喜若狂。出生之前的经历，塑造了童年的我们，甚至是成年的我们——果真如此吗？

　　巴克最初的理论假设是，心脏病的根源来自患者出生之前。在某种程度上，这一观点听起来颇为顺理成章。毕竟，心脏形成于胎儿期，当我们离开母体来到这个世界的时候，四个心腔早已开始搏动了。正如一台出厂时某个零件没焊接好的轿车可能在驾驶多年之后突然抛锚一样，在胎儿期内心脏结构出现的某些缺陷难道不可能在几十年后才暴露出来吗？然而，当巴克提出这一设想时，医学界的反应令他心寒：同行纷纷群起而讥之，有些人甚至直接离开了他的报告会场以示厌恶。[1] 人们训斥他，说心脏病是遗传基因和中年时期的不良生活方式导致的，比如吸烟和缺乏锻炼等。一场在美国召开的学术会议发出邀请函，勉强算是承认了巴克的学术身份。当他到达会场时，却找不到属于他的名牌。会议主办方最终发给了他一张"技术员"的牌子，并将他的报告时间安排在入夜之后，此时的听众已然所剩无几。

　　20年后，医学界才开始认真考虑巴克提出了正确观点的可能性。遗传基因和生活方式显然可以解释心脏病的诸多患病风险，但是产前因素也有可能发挥了自己的影响力。如今，胎儿期经历会产生长期效应这一观点，已经超出了心脏病的课题，拓展至其他情形——事实上我们可以说，它已经超越了疾病的范畴。这个新研究领域原本的名字叫"成年疾病的胎儿期起源说（fetal origins of adult disease，简称 FOAD）"[2]，后来被改为"健康与疾病的发展性起源说（developmental origins of health and disease，简称 DOHaD）[2]"。这两个名称之间的第一项改变——"胎儿期"改为"发展性"——表明学术界意识到，新生儿时期也会出现某些重大影响因素，例如，新生儿吃什么食物，如何喂食等。（鉴于本书的内容围绕孕期展开，所以在后文中，我将选择"胎儿期起源说"这一术语。）两个名称之间的另一项改变——单纯的"疾病"改成了"健康与疾病"——标志着学术界认为，个体的优势与生命力同他们的缺陷与脆弱性一样，都有可能始于生命的最初期。

那个在巴克自我鄙薄的讲述中简单、浅显的理念，如今已经拥有了与之不成比例的巨大影响力，衍生出大量国际会议、富有雄心的研究项目以及成千上万的科学文献。在这个迅速扩张的新领域，你将看到癌症、哮喘、肥胖、糖尿病及精神疾病都存在胎儿期起源因素——就连一些通常与衰老有关的情形，例如关节炎、骨质疏松和认知功能下降等，也可以追溯至胎儿期。人们应当看到，这些研究仍然处在刚刚起步的阶段。许多项目的参与者都是动物，而非人类，或存在其他方法学上的局限性。比如，有些研究要求女性回忆她们多年前在怀孕期间的饮食，有些研究仅仅基于数量较小的参与者而得出结论，等等。人们可以想见，致力于探索胎儿期和成年期之间联系的研究非常难以实施，合理地完成这类研究往往意味着要花费几十年时间。但与此同时，这一领域并不缺少带来深刻启迪的新发现，它们为一些我们耳熟能详的老问题给出了令人惊诧的新答案。

让我们从一个最为古老的观念"罪疚继承"开始谈起。罪疚继承指的是缺陷与短处会代代相传。早在古希腊时期，就有了家族诅咒的说法，例如忒拜王室的故事。忒拜国王拉伊俄斯冒犯神明，因此注定死于自己的儿子俄狄浦斯之手。犹太教典籍《旧约·出埃及记》也警告，"父亲所犯的罪孽降至其子，又降至其孙，再至三代与四代。"另外，千百年来，民俗也惯于把某人的行为不端归咎为其家族"血脉不洁"。

从19世纪到20世纪早期，罪疚继承的观点被所谓"优生学"的信徒移植到了一个冠冕堂皇的科学基座之上，这些信徒认为他们可以通过阻止"不合格者"繁衍后代来提升人类种群的质量。针对在他们看来有缺陷的人类个体，他们精心撰写了案例研究报告，周密地将这些个体所属的大家族中的成员一一收录，运用这类谱系研究去展示性关系混乱、懒惰、犯罪、贫穷以及低能等特征如何在家族内部流传。他们用带有贬低意味的化名，例如"零族（Zeroes）""非族（Nollys）"或"假族（Jukes，俚语中"Juke"指不在自己窝里下蛋，却在别处随意下蛋的母鸡）"等，给这些家族泼脏水。这些优生学信徒还计算了社会需要为这些家族支付多少抚恤金、医药费、监狱工程款以及管理成本，并且义愤填膺地给出以百万美元计的惊人数字。这些家族中最广为人知的，就是所谓的"善恶家族（Kallikak，结合表示"好"和"坏"的两个希腊语词根拼凑而成）"。

将善恶家族引入公众视野的亨利·戈达德（Henry Goddard）是新泽西州瓦恩兰低能训练学校研究实验室的负责人。戈达德注意到，学校里的许多学生与彼此有着亲戚关系，他由此产生了好奇心，开始追溯学生家谱至前六代。随后，他得出结论，数百名有缺陷的儿童拥有同一个低能祖先。1912年，戈达德发表了这一谱系研究的详情，名为《善恶家族：关于低能遗传性的研究》（*The Kallikak Family: A Study in the Heredity of Feeble-Mindedness*）。[3]这本书迅速成了畅销书，善恶家族由此广为人知，被教科书和百科全书纷纷引用，作为一个警世传说，提醒人们注意不合格者未经审查的繁衍行为。善恶家族的故事被当作证据，支持对不合格者进行隔离、绝育、甚至杀害。经过翻译，这本书在德国的纳粹党徒中也流行起来。[4]

戈达德及其追随者坚信"遗传污点"是善恶家族成员出现缺陷的原因。"任何人都不会怀疑，我们面对的是一个实实在在的遗传问题。"他在书中如此写道。善恶家族的成员们"生性顽固，常陷入各种各样的麻烦和困境，包括性和其他方面的麻烦，但我们一直习惯于用道德败坏、客观环境或粗心大意去解释他们身上的缺陷"。他坚决主张，这种解释是完全错误的。"问题在于，'我们怎样解读这类人呢？'"戈达德问道。"答案是，一言以蔽之，'遗传'——祖宗不行。"

近一个世纪之后，一位名叫罗伯特·卡普（Robert Karp）的医生开始琢磨是否有可能存在其他答案。作为纽约州立大学下州医学院的儿科医生，他接诊过许许多多胎儿酒精综合征患儿，从中逐渐识别出了一些与善恶家族相似的特征。1994年的一天，他来到瓦恩兰低能训练学校（如今已重组为一家叫作埃尔文的人道服务机构的新泽西州分部），开始系统地梳理原始记录。

他很快读到了一个名叫保琳的学生的档案。档案中的图表反映出她智力发育迟滞，身体发育缓慢，而且头围显著较小——这全都是胎儿酒精综合征的典型症状。她的照片进一步证明了这一点。照片上是一位年轻女子，面对摄影机咧嘴大笑，可见稀疏的牙缝，而她浅棕色的头发上还扎着一个白色的蝴蝶结。"从照片里可以很清晰地看出，她受到了胎儿酒精综合征的影响。她面庞扁塌，上唇平滑，眼型狭长，和其他患有胎儿酒精综合征的人一模一样。"当我拜访卡普位于布鲁克林的办公室时，他这样告诉我。这些信息为保琳以及其他善恶家族成员所具有的特征提供了一种与戈达德的看法截然不同的解释。"酗酒习惯本身固然蕴含着相当强烈的遗传因素，但戈达德认为源于遗传的诸多特征——智力发育迟滞或者说'低能'，行动笨拙，也就是他所说的懒惰，甚至还有可能包括导致了性行为放纵的冲动抑制功能不足等——都与这些人在胎儿时期接触酒精有着莫大的关系。"

卡普经过对瓦恩兰低能训练学校的学生档案和照片的分析，向人们说明，该校的许多学生很可能受到了胎儿酒精综合征的伤害。他的这份研究报告于 1995 年发表在《儿科与青春期医学期刊》（*Archives of Pediatrics and Adolescent Medicine*）上。[5] 有不少当代研究者和他一样，重新调查了善恶家族以及其他当年被优生学的追捧者抹黑的家族，证明他们实际上是在胎儿期内受到了诸如酗酒、营养不良、性病等负面因素的影响，更不用说有些人在出生之后遭遇了恶劣条件。但是，戈达德笔下的故事在情感方面具有强大的震撼力——描绘出一代低能疯子任意妄为，繁衍出下一代低能疯子的画面——因而在人们心中回荡了几十年，将产前和产后环境的影响变得模糊不清。生物学家兼科学史学家斯蒂芬·杰·古尔德（Stephen Jay Gould）对此评论，善恶家族的传说已成为"优生学运动的创世神话"。[6]

优生学的那套理论与方法已然被彻底摒弃了。[7]但其中一些有关个体功能异常成因的设想至今仍不时萦绕着我们对穷苦阶层的看法与言论——屡教不改，无可救药，命中注定要重蹈其祖先的覆辙。这类态度可能潜移默化地对我们的社会政策产生重大影响：既然底层民众的天生体质让他们无法从援助中获得任何益处，为何还要扶持他们呢？而阻挡这种宿命论的，是心理学和社会学领域几十年来所积累的研究证据，向人们展示出童年期贫困的环境具有何等强大的扭曲效应。最近几年，神经科学也加入了反击的阵营。来自康奈尔大学、宾夕法尼亚大学、加利福尼亚大学伯克利分校以及其他多所学校的研究者经过探索发现，童年期贫困经历所带来的应激会干扰儿童的记忆力、问题解决能力以及语言技能的发展。[8]如今，另一个因素也来到了斗争前线：穷苦儿童可能早在出生之前就因负面经历而变成弱势群体了。[9]

想一想，比起衣食无忧的女性，穷苦的孕妇显然更容易酗酒、抽烟、滥用药物（包括吸毒）。她们更容易吃不饱，或特定的营养成分摄入不足，并且不大可能服用维生素补充剂。她们更容易接触多种环境毒素，包括二手烟、工业排放、杀虫剂和铅污染等。她们会遭遇更多日常应激源，也更容易受到抑郁和焦虑的折磨。她们会经历更多的创伤事件,能帮助自己渡过难关的资源却更少。她们不大可能依靠自己购买医疗保险,也不容易得到充分的产前护理。她们发生早产以及生下低体重新生儿的风险更高。

上述负面因素,尤其是积累在一起之后,会影响后代的智力功能和生理健康,甚至有可能带来吸毒或犯罪的先天倾向。(人类研究和动物研究都表明,在出生之前接触到尼古丁[10]、酒精[11]或可卡因[12],可以改变胎儿的脑组织,令个体在青春期或成年期更有可能尝试这些物质或对这些物质成瘾。另有多项流行病学研究已经将在生命早期遭受铅污染与青春期及成年期犯罪比例升高联系在了一起。[13])考虑到穷苦女性及其腹中宝宝面临着以上多种不利因素,最有效的扶贫策略或许应当从孩子出生之前就开始实施。

★

现在,我们来看看另一个争议缠身的人类行为起源问题:为什么有些男人会是同性恋?西格蒙德·弗洛伊德提出过一个颇具影响力的答案:在某些特定的家庭结构中长大,即由一个专横且"诱人"的母亲和一个虚弱甚至缺席的父亲抚养,可以令一个小男孩成年后变为一个男同性恋。[14]特定的抚养风格制造出了同性恋后代的这一观念借助精神分析的巨大影响力占据了20世纪的大部分时间。近几十年来,这一观念被同性恋遗传基础的研究成果取代了。1993年,美国国家卫生研究院的遗传学家迪恩·哈默尔（Dean Hamer）声称，识别出了 **X** 染色体上的一个具体片段，该片段在男同性恋身上比在男异性恋身上出现得更频繁[15]（但其他科学家并没能成功地复制哈默尔的研究结果）。双胞胎研究显示，同卵双胞胎中的一人为同性恋而另一人也为同性恋的概率，高于异卵双胞胎中一人为同性恋而另一人也为同性恋的概率。[16]这说明，同性恋性取向有一部分源于基因的作用。与所有的复杂人类行为一样，几乎可以肯定，个体的性取向由多种因素合力塑造而成。而今，我们或许可以把胎儿期的经历也添加到这份列表当中。

　　将研究者的兴趣引向产前因素的第一个线索是一个有点古怪的现象：有哥哥的男性更有可能是同性恋。目前，已有十几项研究报告了这种"兄弟次序效应"[17]：一个男性拥有的哥哥越多，他本人是同性恋的概率就越大。甚至在性学先驱阿尔弗雷德·金赛（Alfred Kinsey）的研究数据中也能观察到这种模式，只可惜金赛自己当时并未注意这一点。[18]弗洛伊德也曾提及这一现象，并做出了论述加以解释。1923 年，他在《嫉妒、偏执与同性恋的特定神经机制》（*Certain Neurotic Mechanisms in Jealousy, Paranoia, and Homosexuality*）一文中这样写道："在观察的过程中，若干病例吸引了我的注意。这些病人在童年早期体验到了嫉妒，一方面衍生自恋母情结，另一方面则针对竞争对手，通常是哥哥。后者强度非常大。这种嫉妒引发了针对哥哥的充满极度敌意的攻击性态度。"[19]于是，渐渐地，"这些感受遭到压抑，发生转化，以致童年早期的竞争对手成了同性恋性取向的第一个爱的客体。"

安东尼·博格特（Anthony Bogaert），加拿大安大略省布鲁克大学的心理学教授，对此提供了不同的解释。他与多伦多大学的精神病学教授雷·布兰查德（Ray Blanchard）一起指出，女性在怀孕期间，其免疫系统会针对腹中男性胎儿所产生的特定蛋白质制造相应的抗体。当女性再次怀上男性胎儿时，之前制造的抗体会影响孩子正在发育中的大脑，将其导向同性恋。"当然，这一假设不能解释全部的同性恋，但我们估计大约有1/3的男同性恋之所以成为同性恋，是因为他们的母亲之前已经生育过男孩。"[20]博格特这样对我说。2006年，博格特将一项涵盖近千名男性的研究发表在《国家科学学会进展》（*Proceedings of the National Academies of Science*）上，有关"母体免疫假设"的证据得到了支持。[21]他从研究中发现，无论亲生兄弟是否在一起长大，哥哥的存在都会令男人更有可能成为同性恋；与此同时，没有血缘关系但在一起长大的哥哥对男人的性取向没有任何影响。

"综合这些数据来看，亲生兄弟的共同分母——他们的母亲——为年龄较小的儿子所提供的产前环境会增强同性恋性取向。"[22]博格特的研究报告得到了这样的评论。这篇评论文章的作者们还忍不住调侃了早期的家庭动力学解释："弗洛伊德认为，一个疏远家庭、情感冷漠的父亲可能会妨碍一个男孩认同他，从而将其导向同性恋。如果事实上并非父亲的心理排斥，而是母亲的免疫排斥，在无意中主动地让儿子成为同性恋，那该是何等奇特？"确实很奇特，并且意味深长。目前，人们仍在激烈地争论同性恋究竟是一种"个人选择"还是一种天生特征，而上述观点拓展了公共讨论的空间。准确地说，如果博格特和布兰查德的假设正确，那么至少有一部分男人之所以成为同性恋，既非出于选择，也非出于天性，而是源于他们出生之前的经历。

第三个关于成年人特质起源的问题，来自亚利桑那州希拉河保留地的皮马人（Pima）。这个印第安部落有资格认领一个引人瞩目但并不令人羡慕的特征：他们拥有全世界最高的2型糖尿病发病率。在该部落35岁以上的人群里，有超过一半的人患有这种病，其患病率是美国整体人口的2.5倍。皮马人对于糖尿病的易感性常常被归因于基因。根据我们已然熟知的解释，皮马人演化自依靠狩猎与采集为生的祖先，因此他们继承下来的生理功能难以适应如今保留地的生活方式。皮马人以及印第安人整体人口中糖尿病的高发病率背后显著存在遗传因素，这一点很少有人怀疑。不过，最近的研究为这种现象添加了一个新的潜在成因：产前经历。

在怀孕期间，患有糖尿病的女性血糖水平较高，这可能会干扰胎儿正在发育中的新陈代谢机制，赋予其易患糖尿病和易于肥胖的身体素质。研究已经确证，患有糖尿病的孕妇所生的后代更容易患上糖尿病——最近的一项研究显示，他们患上糖尿病的风险升高了7倍。[23] 但是，我们如何能够弄清糖尿病风险的这种代际传递，究竟源自受孕那一刻所继承的 DNA，还是源自孕期9个月里的宫内环境呢？在一项始于1965年，对皮马人进行大规模长期追踪的研究里，我们或许能够找到答案。[24] 这项研究旨在了解糖尿病如何在部落里代代相传，以及这一恶性循环如何才能终止。科罗拉多大学流行病学助理教授德娜·达博利（Dana Dabelea）是该项研究的调查员之一。"我们的数据显示，在子宫中暴露于母亲的糖尿病环境下，给后代带来的糖尿病患病风险超过了任何由遗传基因带来的易感性。"[25] 她这样告诉我，"事实上，我们发现，在整个研究中，约40%的儿童的糖尿病都是因暴露于糖尿病孕妇的宫内环境导致的。"她还表示，在子宫中暴露于母亲的糖尿病环境下，不仅解释了最近30年来皮马儿童中2型糖尿病患者数量的大部分增长，并且很有可能也是美国整体人口中2型糖尿病出现快速增长苗头的原因之一。幸运的是，达博利也从对皮马人的研究中看到了希望的曙光："如果我们密切控制好糖尿病孕妇在整个孕期的血糖水平，就能够把糖尿病的潜在患儿数量踏踏实实地降下来。"

美国印第安人一代又一代遭受着糖尿病带来的折磨，这一现象吸引了内华达大学人类学教授丹尼尔·本尼谢克（Daniel Benyshek）的注意。他告诉我："我想知道人们如何看待自己的糖尿病，如何理解糖尿病在自己生命中的影响。"[26] 通过有关皮马人以及其他印第安部落的研究，本尼谢克发现，那些认为糖尿病源于遗传基因的患者，通常对这一疾病持有宿命论的态度："他们一般这样对我说，'反正我总是会得这种病的，那锻炼身体或管理饮食有什么意义呢？'或者他们会说，'我知道自己将来会死于这种病，所以我这辈子想吃什么就吃什么，想喝什么就喝什么'。"[27]戴维·科扎克（David Kozak），一名参与了皮马人调查的人类学家，将上述态度命名为"投降派"。[28]在科扎克访谈的皮马人中，近80%的人相信糖尿病在部落里肆虐的原因在于遗传，其中有许多人认为，这意味着这种病"流淌在印第安人的血液里"，是他们无法逃脱的命运。

本尼谢克将有关糖尿病的胎儿期起源研究发现分享给了部落成员们，随后发现，印第安人的反应大为不同。"在怀孕期间做出一些小小的改变就可以降低后代患糖尿病的风险，这一理念鼓舞人们做出满怀希冀、积极投入的反应。"本尼谢克指出。在他看来，目前强调印第安人对于糖尿病在基因层面上具有易感性的那套干预策略，可能会事与愿违地强化病人内心的绝望，而以改善饮食结构、建立锻炼习惯为宗旨的孕妇干预项目可以成为有效的辅助措施。"具体而言，年轻女性对打破糖尿病恶性循环的孕期干预抱有极大的热情。"他如是说道："她们告诉我，'我尝试过控制饮食，也尝试过锻炼身体，但我不可能一辈子那样。可是如果只需要坚持9个月，就能有望让我的宝宝拥有一个健康的人生，我能做到。'"

★

在苏荷区路口灵光乍现之后的几周里，我看待周围人时仍然保持着那种叫人头脑迷乱的双重视角，就好像我给自己戴上了一副常在漫画书封底上做广告的 X 光眼镜似的，一副让人惊喜不断的胎儿眼镜！1 月中旬的这一天，我又一次出发去做例行产检。外面寒风刺骨，我乘坐公交车在街道里穿行。随着车身有节奏地颠簸，我研究起身边其他乘客的面容和躯体。一个矮矮壮壮的女人倚着车窗，另一个瘦得像竹竿一样的少年跟随耳机里的音乐抖着腿——二者大相径庭的新陈代谢方式是由各自的产前经历设定的吗？一个脸色憔悴的男人神情痛苦地窝在残疾人专座里——他的疾病起源于其母亲的子宫内吗？任何一个成人都可能受到自己出生之前所处条件的影响，这样的理念拉扯着我们以往的认识。

但是，成人自我当中的一切要素都源于其童年时的情感体验，这一观点也曾经被视为奇谈怪论。当弗洛伊德首次提出个体在童年早期与母亲和父亲的关系将带来持续终生的后果时，他得到的是质疑、嘲讽，甚至是严厉的谴责。而今天，童年已经成为我们在摸索心理适应性或心理病理问题的根源时第一个考察的地方——无论是在心理治疗室内，在脱口秀舞台上，还是在作家们关于自身幼年时期的回忆录中。然而，胎儿期起源说在争取大众接纳时所面临的局面更加令人气馁。原因之一在于，我们相

信童年经历具有深远的影响力，是以我们能够回想、探索和加工
（有时甚至会反复加工到让人厌烦为止）的那些记忆为基础的。
而如果说某些我们不仅无法回想并且压根儿一无所知的经历塑
造出了现在的自己，这种可能性光是想一想也令人感到莫名其
妙，由此不予考虑也在情理之中。

还有一部分原因在于，胎儿期起源说与我们所偏好的对自身
的理解方式不一致。有一种比较受欢迎的理解方式关注的是我们
成年期的生活：我们相信，如果自己饮食合理、积极锻炼，就不
会患上心脏病、糖尿病或是变得大腹便便。我们甘心承受甚至主
动寻求养生大师的说教和减肥专家的训诫，是因为其中蕴含着改
变的可能——即便不是发生在这一刻，迟早也会发生在下周或明
年元旦。略显矛盾的是，我们也乐于接纳遗传基因的解释：它似
乎授予了我们某种生物学上的行军命令，而解除了我们自身的指
挥责任。听闻诸如冲动性或神经质等缺点背后存在某个"专属"
基因，奇特地令人感到安心，好比给我们苦苦支撑的道德良知抹
上了一层镇痛药膏——不必多做无谓的努力。而另一方面，产前
因素却是一些令人焦灼的偶发事件：它们或许可以换种方式发
生，但可惜并未如此，而且如今已覆水难收。对大部分人来说，
胎儿期的生活只是一段让人沮丧的遥远过往而已。

最后，阻挡胎儿期起源说被大众广泛接受的最大拦路虎是它
的或然性。我们对胎儿期起源说的反应，就和特迪对我那次科普
小课堂报以青春叛逆期式的白眼差不多：是，对，行了行了。不

过，也许这套理论只是太年轻。假以时日，它可能被看作十足可信，甚至理所当然，成为人们默认观念中的一部分。但在那样的局面到来以前，我们还需要看到更多坚实的证据。

在一家坐落在波士顿近郊的研究实验室里，放置着一台冰箱，里面塞满了2000多份与怀孕有关的生物制品：用小瓶盛装的孕妇血样；小管里装满了这些孕妇所生的婴儿的脐带血，都是在分娩时收集的；还有更多血样是这批孩子满3周岁和7周岁时，从孩子和母亲身上抽取的。在上述有形的证据之外，这家实验室里还有对这批母亲和孩子的海量追踪记录，始于母亲的孕期，在孩子进入童年期后仍在持续。这些文档的内容包括了母亲在怀孕期间的体重、血压、血液检测结果以及临产和分娩的细节，对母亲在怀孕期间饮食、活动和家庭环境的详细调查，对孩子自婴儿阶段开始定期进行各种发育测评的得分，还包括了孩子的病情诊断、服用药品以及身体测量的情况。

以上所有信息都归属于"维娃项目（Project Viva）"。这是一项关注产前因素对后天健康的影响的前沿研究。这一纵向研究——即多年持续追踪同一组参与者的研究——源自哈佛大学医学院人口医学教授马修·吉尔曼（Matthew Gillman）的创意。这天下午，我在吉尔曼阳光明媚的办公室里见到了他。吉尔曼教授头皮光光，眉毛浓密，拥有富有吸引力的冷冷的幽默感，这些都进一步放大了他身上的厚重与扎实。20世纪90年代中期，生命发端期内的事件可以影响婴儿、儿童甚至成人健康的观点刚刚开始浮现，便引起了他的兴趣。"第一次读到戴维·巴克有关出生体重和后续健康之间关系的论述时，我是持怀疑态度的。从个体出生到他们成年，中间发生了太多事情，我很难相信产前因素会有那么大的影响力。"[29] 吉尔曼这样告诉我。不过，他坚持读了下去。没过几年，他就发表了一篇题为《成年期疾病的胎儿期起源：从怀疑到皈依》（*The Fetal Origin of Adult Disease: From Skeptic to Convert*）的文章，梳理了他的思想上的演进过程。[30] 吉尔曼原本想进行一项研究，以探索童年经历对后续健康的影响，"但巴克启发了我，童年究竟始于什么时候？我想，它应该始于出生之前，所以我的研究也应该从出生之前开始。"

1999年，在美国国家卫生研究院的资助下，吉尔曼开始为维娃项目招募参与者，并最终集合了2670名孕妇。这项研究中的所有参与者都是哈佛大学附属医疗保健机构的成员。于是，在得到参与者的许可之后，吉尔曼的研究团队打通了上述机构的特别渠道，在他们专为这项研究收集的调查表和生物样本之外，还获得了每一位参与者的完整医疗记录。在维娃项目启动之初，吉尔曼就决定将重点放在3类具体健康状况的早期起源上，它们分别是哮喘与过敏、认知神经发育以及肥胖与心脏病。至今，这项研究已经孵化了一大批引人瞩目的结果。

例如，怀孕期间摄入维生素D较多的女性所产下的孩子表现出哮喘的早期征兆的概率较低。[31] 2007 年，《美国临床营养学期刊》（*American Journal of Clinical Nutrition*）发表了一篇涵盖维娃项目中 1194 名母亲及其 3 岁大的孩子的研究。报告显示，那些摄入维生素 D 最多的孕妇，拥有哮喘风险最低的后代。无论维生素 D 的来源是营养补充剂，还是日常饮食中的动物肝脏、鸡蛋和奶制品，结果都是如此。

又例如，女性若在怀孕期间大量食用鱼肉，则有可能产下比较聪明的孩子。2005 年，学术期刊《环境卫生展望》上发表了一篇涵盖维娃项目中 135 名母亲及其 6 个月大的孩子的研究。报告显示，怀孕期间鱼肉摄入量较多与婴儿认知功能较好之间存在相关关系。[32] 在一项视觉认知记忆测验中得分最高的婴儿的母亲，在孕期内每周食用鱼肉 2 份以上，并且血液中的汞含量较低。类似的结果也出现在另外一份涵盖了 341 名维娃母亲及其 3 岁大的孩子的研究中。哈佛大学医学院助理教授兼维娃项目调查员埃米莉·奥肯（Emily Oken）由此总结说，孕妇应当大量食用鱼肉，但需要谨慎选择含汞较少并且富含 ω-3 脂肪酸的那些品种，比如沙丁鱼和三文鱼。

再例如，那些孕期体重增长少于医学指导意见的女性所生的孩子不大容易超重。[33] 一项涵盖了 1044 名维娃母亲及其子女的研究发现，母亲孕期增重较大与孩子 3 岁时 BMI 较高有关。如果女性孕期额外增重，或者增重符合美国医学研究院给出的指导意见（对于孕前体重正常的女性而言，孕期增重的合理范围

是11 ～ 16千克），那么其子女在1周岁时体重超重的可能性是
那些孕期增重低于指导意见的女性所生子女的4倍。这份研究报
告最后总结道："在当今这个肥胖已经成为一种流行病的时代，
我们或许需要更新有关孕期增重的指导意见了。"事实上，来自
维娃项目的数据已经被纳入了最新版指导意见的修订当中。这
份新的指导意见为孕前肥胖女性的孕期增重设定了更为严格的
标准。[34]

　　吉尔曼表示，维娃项目的宗旨并不是单纯地处理数据、报告
发现，而是制订有效的孕期干预措施，以提升后代的健康水平。
他明白，这是一个难以完成的任务。"人们的行为很不容易改
变。而孕妇所处的社会环境和行为背景使得孕妇做出改变格外困
难——打个比方，在她们生活的社区里，快餐店的数量可能远远
超过新鲜果蔬商店的数量。"不过，他也提到，"准妈妈们总是竭
尽全力给她们肚子里的宝宝最好的，因而怀孕时是她们相对乐于
做出改变的时期。如果我们能够以适当的方式进行干预，就可以
在不吓坏孕妇的同时取得一些健康收益。"说到这里，他的语气
十分坚定："所以我们的工作绝不是为了责怪孕妇，也不是为了
让她们更加焦虑。"

　　吉尔曼的同事埃米莉·奥肯对此表示赞同。"目前看来，女
性在怀孕期间确实可以做很多事情去改善子女未来的健康状况，
但那并不意味着我们应当把所有的责任都压在她们肩上。理由之
一在于，母亲的生理与行为可能在很大程度上源自她的胎儿期经

历，而她的母亲、她的外祖母也同理，那么你打算追溯到何处为止呢？"[35]奥肯还指出，产前经历并不是故事的结局。"比如，如果一个女性孕期增重很大，并不意味着她的孩子注定一生肥胖，只意味着这些孩子被引上了一条特定的轨道。但是，如果他们坚持合理膳食、科学锻炼（或许是在某个干预项目的帮助下），这条轨道就可以被扭转。因此，我们的研究可以帮助干预项目瞄准那些因为胎儿期经历而携带较高健康风险的孩子。"

目前，维娃项目是美国唯一针对怀孕和出生后果的纵向研究。不过，一项规模更为惊人的调查——吉尔曼形容它是"800磅*重的大块头"——正在启动中。这项"国家儿童研究（National Children's Study）"将从美国全境招募10万名孕妇，从她们的宝宝出生之前追踪至孩子21岁。来自美国国家卫生研究院的研究者们将对这些女性进行访谈，了解她们在怀孕期间的习惯和行为，对她们的毛发、血液、唾液和尿液进行取样，并检测她们家中的水质和灰尘。该项目的首批研究结果将关注早产和出生缺陷的原因，预计会在2012年公布。

类似维娃项目和国家儿童研究这样的调查，将带领我们逐渐触碰有关胎儿期经历对后续人生影响的客观真相。随着人们对胎儿期起源说理论的兴趣日渐增长，其他类似的研究也会不断涌现。但是，就如马修·吉尔曼和他的同事们已经意识到的那样，

---

*　800磅约360千克。——译者注

实施这类研究需要迎接独特的挑战。事实上，他们从维娃项目中吸取的教训让新一代正在汇聚的胎儿研究者提前认清了自己将要面临的阻碍。研究者首要且最为基本的目标应当是紧紧抓住每一名参与者。从孕期到育儿早期，参与者的家庭可能会从小房子搬往大房子，或是为了更好的工作机会迁往其他城市。来自工作和学校的繁重事务也可能将需要定期完成的调查表和按时进行的儿童访谈挤到一旁。

　　维娃项目的研究团队付出了相当大的努力，以求让参与过程尽可能地舒适便利。他们为参与者提供周末时段的选项，主动上门进行数据采集工作，并且选在学校放假期间安排孩子们完成马拉松式的系列访谈。他们学会了全面收集每个参与者的联系信息：不仅包括街道地址、电子邮件地址、家庭电话、手机号码，还包括在查询参与者去向时可以求助的3位友人的姓名和电话。（假如这些方式全都行不通了，维娃项目的工作人员还会通过"谷歌"搜索引擎来寻找失去联系的参与者。）此外，他们还在参与者当中精心创造出一种友好的集体氛围，向参与者定期发送简讯，将最新的发现告诉大家，并且会提到一些好玩的事实，例如"维娃宝宝"中最受欢迎的名字（最受欢迎的女孩名字是茉莉亚，最受欢迎的男孩名字是安德鲁）等。而在我去办公室拜访吉尔曼的时候，工作人员们正在筹划给维娃项目举办一场10周年庆祝活动，邀请所有的参与者来参加。

　　实施此类项目的另一大挑战是保持研究的重心和目标不变，

即便情况允许它们朝着预料之外的方向演化并成长。当调查者把新发现纳入下一轮的课题中时，项目原有的形态就会发生转变，最终导致科学成为一场不断滚动的即兴创作。"研究者永远会在事后懊悔，要是当初问过这个问题或者用过那个样本就好了。但是，对于一个纵向研究来说，你必须按部就班地前行。"吉尔曼如是说道。诚然，参与者本身一直处于变化之中。如今，年龄最大的维娃宝宝已经10岁了，吉尔曼已经开始展望他们蓬勃的青春期，他表示："进入十几岁之后，会出现新的健康课题和新的行为——性、毒品，还有摇滚乐。"研究团队正在考虑以某些新的方式吸纳青少年参与者：直接询问他们本人，而不是他们的母亲，或者还可以尝试在脸谱网上开一个维娃项目官方账号。

吉尔曼打算让这项研究的持续时间尽可能长一些。根据他的预测，只有当参与者达到特定年龄时才会出现最为有趣的结果。但这样一来，如何让项目的指导方针保持连贯性就成了一个微妙的话题。吉尔曼现年50多岁，他直言不讳地将之挑明，颇为愉快地说："一个成功的纵向研究所持续的时间势必长于它最初的调查人员的寿命。"他相信，维娃项目已经至少克服了一个障碍：说服学术界和资助机构，这项胎儿期起源说研究是值得投入的。他特地指出："产前条件会影响后续健康，这一观点正在逐步赢得广泛的认可。10年前，它还只是一个充满争议的新理念。而现在，它已经站稳了脚跟。人们开始相信，在子宫里发生的一切将会影响我们很长很长时间。"

✳

　　迄今为止，对胎儿期生活的密切检视仍限于参加了科学研究的少数个体。但是，我们完全能够想象，在未来的某一天，每一个胎儿的经历都得到翔实地记录：数千台冰箱储存着胎儿的血样，档案室里堆满了超声检查的图像和视频，有关孕妇行为、饮食和情绪的详细记录用光了一个又一个文件夹。这些关于胎儿的生物制品，犹如来自另一个神秘世界的陶器碎片和燧石箭镞，正不断给我们提供具体线索，帮助我们了解那个神秘世界在9个月里发生的一切。

　　就像我们在前面已经看到的那样，在分娩时收集的脐带血正在被用于化验分析，考察其中是否存在环境毒素。发现这类物质——最近一项研究在新生儿的脐带血中平均找到了200种工业化学品和污染物[36]——有助于我们绘制孕妇和胎儿在毒素暴露方面的整体情况。与此类似，曾经在分娩后被立即丢弃的胎盘，如今也越来越多地得到了妥善保存和分析，以了解孕期内的子宫整体环境。胎盘的大小和状态可以显示它的功能好坏，并提供更多信息，诸如宫内发育迟缓和脑瘫等异常情形的原因。现在，美国病理学家协会建议，医院应当在每一位女性分娩后，将胎盘保存至少3天，并且立即对那些外观异常的胎盘或来自高风险孕产情形的胎盘加以检验。[37] 胎盘甚至已经成了法庭上的证据。[38] 一些被起诉操作不当的医生将保存下来的胎盘呈给法庭，以表明是胎盘的缺陷而非医生的失误导致孩子的健康受损。

同样，人们也开始收集羊水并加以检视，好让它告诉我们胎儿的故事。西蒙·巴伦－科恩（Simon Baron-Cohen）是英国剑桥大学发展心理病理学教授，由于在自闭症方面的研究工作而知名，其中也包括了他充满争议的一套理论，即自闭症的实质是脑组织过度男性化。为了追查有关自闭症的行为根源，巴伦－科恩发起了"剑桥胎儿睾酮项目（Cambridge Fetal Testosterone Project）"。他和他的团队检测了大约200名胎儿的羊水，以了解雄激素睾酮的剂量水平。[39]（男性和女性胎儿的羊水中都会出现睾酮，但女性胎儿所产生的睾酮远远少于男性胎儿。）待到这批孩子出生，调查人员会定期评估这些孩子的情况，以寻找胎儿期睾酮水平与儿童后续特征之间的联系。巴伦－科恩告诉我："羊水是了解一个孩子过往经历的窗口，它是一份胎儿期的化学记录，允许我们在掌握特定信息的基础上预测孩子未来的脑功能、心理状况以及行为。"[40]截至目前，他已经发现胎儿期睾酮水平较高与婴儿1岁时目光接触较少[41]、2岁时词汇量较小[42]，4岁时社交困难较多[43]、8岁时共情能力较差之间[44]，存在相关关系。而且，胎儿期睾酮水平较高与童年期兴趣范围比较狭窄[45]、对系统的兴趣（例如，搞懂事物的工作原理）比较强烈[46]、自闭症特征较多之间[47]，也存在相关。"这不是精神分析所用的那种回溯性推理。"巴伦－科恩强调，"而是扎扎实实的生物证据，呈现了一个孩子在其生命之初的经历。"目前，巴伦－科恩及其同事正在筹备一项规模更大的研究。他们打算与丹麦国家生物样本库合作，共同检验那些后来被诊断为患有自闭症或阿斯伯格综合征的儿童在胎儿期内的睾酮水平是否较高。

随着我们对某个具体胎儿的9个月孕育经历了解得越来越多，我们该如何运用这些信息呢？来自维娃项目团队的埃米莉·奥肯表示，我们可以借助这些信息找出需要进行干预的候选对象。例如，那些患有糖尿病或孕期增重过多的孕妇所生的孩子，需要获得体育锻炼和体重管理方面的指导。另外一种可能性是，在未来的某一天，针对儿童和成年人的健康管理都会依据他们出生之前的经历量身订制。奥肯介绍我认识了哈佛大学医学院助理教授兼哈佛大学乔斯林糖尿病中心的医生兼研究员玛丽－伊丽莎白·帕蒂（Mary-Elizabeth Patti）。帕蒂告诉我："我总是询问我的病人，他们的出生体重是多少。这个问题常常令病人感到意外，他们原本期待我询问他们目前的生活方式。但我们都知道，低出生体重的婴儿长大后患上糖尿病的风险较高。所以，了解这一信息能让我更全面地认识他们的病情。"[48]现在，帕蒂正在研究如何根据病人的出生体重修订治疗方案。

在遥远的将来，这类行为学方法或许会与药学方法联合起来。一些科学家正在通过动物实验来探索如何用化学药剂扭转胎儿期负面条件带来的后果。例如，蒙特利尔大学的研究者给予大鼠抗氧化剂，阻止了患有高血压的大鼠的后代患上同样的疾病。[49]西北大学的科学家给予怀孕的兔子可以阻断特定酶的化合物，保护了兔子胚胎的脑组织免于因缺氧而受损。[50] 英国南安普敦大学和新西兰奥克兰大学的调查人员给刚刚出生的大鼠幼崽注射瘦素，阻止了它们变得肥胖。[51] 杜克大学的研究者给怀孕的大鼠喂食从大豆中提取的染料木素，抵消了它们在孕期接触双酚 A 给后代带来的负面影响。[52] 圣地亚哥州立大学的科学家将一种叫胆碱的营养物质给予曾在胚胎期暴露于酒精的大鼠幼崽，缓解了这些年轻大鼠的严重学习障碍。[53]（将锌作为营养补充剂给予怀孕大鼠同样显示了锌对暴露于酒精的大鼠胚胎具有保护作用。[54]）将动物研究的成果应用于对人类的治疗中，还有一段很长的路要走，但它们所提供的理论基础具有美好的前景：即便胎儿期的生活经历不够理想，仍有弥补的机会。

我们正在萌发的胎儿期新知识或许还会塑造我们对人类个体成熟后的心理和情绪特质的看法：为何这个人这么聪明？为何那个人容易焦虑？此人是否有能力为自己的行为负全部责任？这听起来可能有些遥不可及，那我们就一起来看看查尔斯·加斯顿（Charles Gaston）的案例吧。[55] 1989 年，法庭认定加斯顿在加利福尼亚州萨克拉门托市的一家香烟商店里杀死了一名收银员，并判处他死刑。听闻判决后，他的辩护律师呈送了新的证据，以表明他尚在母腹中的时候曾大量接触酒精。根据加斯顿养母的证词，当时安排领养事宜的社工曾告诉她，加斯顿的亲生母亲长期酗酒，直至她产下加斯顿的当天夜里仍然是醉醺醺的。法官在聆听过医学专家有关胎儿酒精综合征的证词之后，对加斯顿网开一面，将死刑判决改为终身监禁。

诚然，许多犯罪嫌疑人，包括因残忍杀害两名青少年而臭名昭著的罗伯特·奥尔顿·哈里斯（Robert Alton Harris）在内，都曾试图以胎儿酒精综合征为由，请求法庭宽大处理，但未能得逞。[时任加利福尼亚州州长的皮特·威尔逊（Pete Wilson）曾经表示孕妇的酗酒行为"等同于通过脐带虐待儿童"，但他还是拒绝了哈里斯一方的缓刑请求。[56]]无论最终做出了怎样的裁决，负责权衡这些案件的法官在收到请求时都会心头大震：这无异于判断胎儿期经历是否能够左右成年期所犯罪行背后的过错。

有些人忧心胎儿期经历的后果将会被随意援引[法学家艾伦·德肖维茨（Alan Dershowitz）就说胎儿酒精综合征是一个"被用滥的借口"[57]]，而另一些人关心的则是公众对它的理解过于僵化。哈佛大学著名心理学家杰罗姆·凯根（Jerome Kagan）曾经论述过这种"婴儿决定论"的危险性：童年早期的经历为往后余生锻造了不变的模板，这样的理论假设会将人们引入歧途。[58]那么，新一批科学发现会否将我们导向另一种"胎儿决定论"呢？内科医师兼《纽约时报》《波士顿环球报》医药领域的撰稿人达沙克·桑哈维（Darshak Sanghavi）对这种可能性表示了忧虑。就在与维娃项目团队会面的那个上午，我与桑哈维在波士顿近郊的一家熟食店里一道吃早餐。和善又好学的桑哈维是马萨诸塞大学医学院的一名儿童心血管专家。他注意到，胎儿期起源说的理念已经渗透到他的临床工作中，并且由此给他带来了困扰。事实上，我正是因为他公开批评我早前在某杂志上发表的一篇相关文章而首次知晓他的观点的。

"倒退进子宫里去解释复杂的社会和公共健康问题在本质上意味着人们放弃去做出真正有意义的改变。这样实在太糟糕了。"[59]桑哈维在电子刊物《石板》（*Slate*）的评论区如是写道："真相是，这个世界上没有一件东西是理所应当、唾手可得的。就像只有刻苦用功的学生才能考上大学一样，如果一个胖人改变了自己的生活方式，或一个抑郁患者熬过了病情的折磨，那么他们在某种程度上都有资格告诫你，别再用自己身上的麻烦去责怪你母亲的子宫。"他在摆着鸡蛋和麦片的早餐桌前认真严肃地阐述着。他担忧的是，如果我们都信服自己的命运早在子宫里就写定了，那么整个社会将不再愿意为了改善人们出生以后的福祉而投入精力："既然个体的生理功能和认知水平取决于胎儿期，那政府何必花钱去增强困难家庭儿童的体质或广泛建设幼儿园呢？"

桑哈维的警示发人深省。产前经历并未迫使个体走进一条特定的通道，它最多不过是为我们指出了一个大方向，如果我们想要自主选择，是可以改道另一条路径的。这就好比水总是顺流而下似的，产前经历或许会挖出一条既定的渠道，使得水更容易沿这条渠道流走，而非流往其他地方。但是，借助桑哈维所提到的后天努力，我们也可以将自己的命运之水灌注到新的方向。胎儿期起源说理论应当有助于我们认识生命的复杂性，而不是将它简单化。如果我们小心地对待自己有关产前影响的思考，我们对

"我是谁""我为何是我"的理解将更上一层楼。

　　从波士顿一回到家，孕晚期的"筑巢"冲动就报复性地接管了我的行动。走遍整个曼哈顿，一一打量所有橱窗，我的目光总是被木头小火车和灯芯绒套头衫吸引，那些华丽的连衣裙和尖头鞋我一眼都没有瞧过。儿童用品商店释放着磁铁般的吸引力，当我又一次情不自禁地推开店门之后，离开时，我手中多了一本宝宝纪念册——和我买给特迪的那本是配套的。特迪的宝宝纪念册如今安放在家里，里面装着他的出生证明、住院期间用的新生儿手环以及他的一对小脚印。到家后，我在新纪念册的第一页贴了一张照片：那是一张黑白的剖面图，图中的小家伙此刻就在我的肚子里。他和他未来的小伙伴们对自己出生之前的生活经历的了解将远远多于以往任何一代人。那我们这些胎儿期消逝已久的人呢？戴维·巴克常说一句话，"每个人都已经被自己的胎儿期经历改变了。"[60]可我想知道，到底是怎么改变的。于是我决定拜访一位专家，一位在这个课题上不容置疑的权威——我的妈妈。1月末的周日下午，我走进了费城近郊一幢小屋的厨房，那个看着我长大的地方。我妈妈正在准备晚餐，而我准备就很久以前我们俩的一个共同投资项目——她怀着我的那段孕期——提问。餐桌上散布着有关我的胎儿期生活的物理证据，少得可怜：一张我妈妈怀孕时的照片，她正在开怀大笑，圆鼓鼓的肚子里藏着神奇的秘密；一份产科医生所做的出生记录，标注着"正常分娩"和扎实的出生体重，7磅7盎司（约合3.4千克）；还有我人生中的第一张照片，不过不是在子宫里拍到的，而是在医院的碎花床单上。照片里的我看起来闷闷不乐。如今，当我脑中的疑问总是找不到满意的答案时，我还会露出这种表情。

"你怀着我的时候吃什么了？"我问妈妈。她正站在炉灶边，搅和着一锅番茄酱。

"噢，你知道的，吃得很健康。"妈妈说："怀着你的时候，我特别想吃烤奶酪三明治，而怀着你姐姐的时候，我只愿意吃意大利面，弄点蒜，弄点油。"她一边说，一边往小火煨着的锅里洒了一撮盐。

"你怀孕的时候锻炼身体了吗？"

妈妈吸吸鼻子，又扔了一把牛至叶。"那个年代只有运动狂人才锻炼身体。"

"那你当时感觉开心吗？"

"噢，是的。"妈妈的回答含糊其词。她用勺子蘸了一点酱尝味道，皱起鼻子，又加了些盐。

"好吧。那关于你怀着我的时候，你还有什么能告诉我的吗？"我请求着，声音里冒出一些青春期式的别扭。忽然之间，我想到了人们抵触胎儿期起源说的另一个缘由：它提醒我们重新记起自己过去在生理上与母亲是一体的，那样的亲密几乎可以说深不见底，光是想一想就足以令人不适。对于成熟的人类个体来说，无论是自己曾经如此血脉相连、骨肉相系地仰赖另一个人，还是那个人几十年前的所作所为仍然影响着今天的自己，这两种念头都实在难以受到欢迎。

妈妈又用勺子舀了一点番茄酱尝了尝，把勺子向我伸过来说："要试试吗？"

我长长地叹了口气，紧接着突然醒悟过来，自己今天的举动是多么荒谬。我仿佛是电影明星雪莉·麦克莱恩（Shirley MacLaine），总声称自己前世是查理曼大帝的情人，又像是传说中的古国亚特兰蒂斯的居民。此时此刻，我们必须承认一个令人沮丧的事实：对我或是对其他任何一个已经成年的人来说，胎儿期的生活就像消失的大陆——确确实实沉没在了大西洋深处，再也无法回转。它将永远缺席，作为一个重要性毫无疑义的人生阶段，只允许猜测，不可能触及。

即便对于如今出生的这一代人来说——正如我这第二个孩子，当他还只是一颗有心跳的小蚕豆时，就在子宫里受到了监控——这一点在很大程度上依然成立。尽管我们对于胎儿期生活的了解无论是就人类整体而言还是就特定个体而言，都已经远远超过了从前，但仍然可以说是一无所知。当我访问那些研究者的时候，即便我面对的是已经在这一领域深耕几十年的专家，他们眼中胎儿的神秘莫测依然令我深深震惊：围绕着胎儿这种生命体的传闻远多于真相，人们只能在幽暗的窥视和夸张的喧嚣中偶然遇见它。这些科学家发表的每一项实验和观察都在增加我们有关胎儿的知识积累。可是尽管如此，我们控制胎儿期生活过程的能力永远不可能趋于完善。现在，我们必须学着将一堂困难的育儿课运用到孕期当中：竭尽全力，静待分晓。

更好的孕期条件，未来大受益

在药店里排大队，为了给自己找到一个轻松点的站姿，我反复把重心从这只脚换到那只脚，感觉自己简直像在照镜子。收银台旁边的杂志展架上摆满了孕妇的封面。并不只有育儿类出版物才是如此，其他每一本围绕名流私隐和生活方式的读物也把跟我差不多的大肚婆作为封面特写（好吧，我承认杂志上的孕妇比我体面，她们的服装也更漂亮，但无论如何，我们在生理状态上是一样的）。我趁旁人不注意，将这些杂志细读了一遍，对封面上那些女演员和模特怀孕情况的了解——从第一次察觉肚皮隆起，到孕中期的体重增长，再到纵情购买婴儿用品——称得上巨细靡遗。《明星》（*Star*）杂志的主编曾经说过："在这个圈子里，怀孕属于新闻，而且是一套长达9个月的新闻流程。"[1]以怀孕明星为卖点的那几期，往往属于一份杂志中销量最高的。而所有名人孕妇的封面鼻祖，自然要数著名电影演员黛米·摩尔（Demi Moore），她在1991年的《名利场》（*Vanity Fair*）封面上，一手掩胸，一手托腹，侧身展现了自己怀孕7个月时的线条。[2] 在那个年代，这张封面照片带来了巨大的震撼：在它面市第一天的早高峰时段，在纽约中央车站售卖的这期杂志就被抢购一空；而在美国其他地方，封面上黛米·摩尔光裸的大肚子则被装进了纸袋，还有一些超市甚至拒绝售卖这期杂志。但如今，黛米·摩尔式的孕妇写真照已随处可见。

　　事实上，这些出版物就像一面镜子，反映着广泛存在的有关怀孕的成见。现在，当一名普普通通的孕妇，也有点像是当名流人士：你会被左右打量、上下品评，还会被强塞一大堆不请自来的建议。即便是在纽约这种奉行公共场合第一行为准则是"与你无关"的匿名大都会里，孕妇们也不能幸免。一旦怀孕，你的匿名性就被取消了，你再也无权在人群中穿行而不受瞩目。你刚刚学会挡开擦肩而过的男人们的注视，就迎上了女人们投注过来的赞许的眼神，旁边还有一群小孩子盯着你的身躯，兴奋之情毫不掩饰。怀孕，曾经是属于低声耳语和昏暗房间的私人事务，如今则走到了图书、社交网络和电视节目之中，接受公众关注和意见的聚光照耀。杰出的生理学家、全世界首例胎儿宫内输血术的主刀医生威廉·利雷（William Liley）曾经打趣选择产科作为自己专业方向的医生，说他们或许是"为了填补对宝宝到底从哪儿来的永不满足的好奇心"。[3] 而其余的普通人也孜孜不倦地忙于满足人类好管闲事的原始需求——如今的人，通通为怀孕这件事操碎了心。

　　漫步在这座城市里，我在脑中暗暗记下自己的孕肚在路人脸上激发的反应：微笑、皱眉、瞪大眼睛，还有一个人热情地对我说"愿老天爷保佑你"。我在晃晃荡荡的地铁车厢里紧握着扶手，对于自己受到的关注感到既得意又难为情——当然，此刻我心里最期盼的还是能有个座位。我无法阻止自己觉得人们基于各种不恰当的理由而对怀孕灌注了高度兴趣，我也无法勉强自己去信任通过展示和兜售孕肚来刺激杂志消费（以及范围广泛的怀孕相关商品的消费）的做法。我好奇的是：人们对于怀孕的热情是否会导致有关孕妇及胎儿福祉的社会投入增大？——抑或，怀孕将仍然只是一个博人眼球、助人捞钱的理由？

　　这个问题在眼下来说非常重要，因为新的证据——源于意料之外——表明，当前社会在孕期健康上所押的赌注已远远大于我们从前的认识。举例而言，在对于这一观点最具力度的支持理由当中，有一个故事和病毒有关，它所引发的疾病最早也要在个体成年之后才出现。[4]

　　1918年9月，一场致命的流感疫情袭击了马萨诸塞州德文斯军营里的士兵。[5] 第一名受害者于9月8日前往驻地医院求诊，仅仅10天后，已有将近7000名士兵遭受疫情侵袭。他们皮肤发青，并且咳血，大量士兵由此死去。一位前来视察情况的上校在他的报告中描述了这样的恐怖场景："当天上午，士兵们的遗体在停尸房周围像木柴一样层层堆积起来。"没过多久，流感病毒突破军营的防守，向普通民众扑去。9月底时，波士顿因流感而丧生的市民就已经超过了100人。疫情的扩散进一步加速，流感沿着东部海岸线南下，向全国发展。在费城，市政府宣布关闭所有学校、剧院、教堂甚至酒馆，以此作为遏制疫情的最终一搏。尽管如此，费城仍有超过10 000人在流感到达这座城市的1个月内染病死去。

这场大流感在疯狂肆虐了4个月后终于开始缓和，各地随之启动了清洁打扫和检点伤亡的工作。但这还远远不是故事的结尾。1918年的这场瘟疫共夺去55万美国人的性命，并有超过2500万人感染这一病毒但最终活了下来。育龄女性是感染率最高的几类人群之一，有1/3的育龄女性在这场瘟疫中受到了病毒感染。道格拉斯·阿尔蒙德（Douglas Almond），一位来自哥伦比亚大学的年轻经济学家，对1918年那段黑暗时期里正处于母腹中的孩子们后来的命运产生了好奇。瘟疫中的胎儿会变成什么样子呢？

阿尔蒙德的办公室距离我家只有几个路口，对于怀孕8个月的我来说，这实在是一桩幸事。如今我已处在约翰所谓的"极度怀孕"阶段：洗完澡后，再也不能像以前那样轻松地用毛巾擦遍身体中段了，因为我的肚子能从各个角度阻挡我的手，堪称"如影随形"。这天，我找出唯一一件还能装下自己笨重身躯的衣服，这件毛衣穿在我身上看起来就像用整张黑色绒线毯盖住了一座大山。2月的早晨寒风瑟瑟，我在前往阿姆斯特丹大街的路上谨慎地绕开散布于人行道上的冰面，感觉自己既庞大威武又不堪一击，就像一头穿着芭蕾舞裙的马戏团大象。我察觉到过路的行人在注视我的花式脚步，脑海中有一个促狭的念头一闪而过：如果我滑倒了，他们会停下来搀扶我吗？

无须在意这个问题的答案，因为我最终安全到达了阿尔蒙德的办公室。它位于哥伦比亚大学一幢高楼的上层，可以俯瞰整个哈莱姆区。阿尔蒙德——红发、有点孩子气——在门口迎接我，并致歉说，家里3个不满5岁的孩子闹得他几乎一宿没睡，因此精神有些不济。不过，一谈到他为何会选择考察胎儿暴露于流感病毒的影响，他就变得十分专注和精准。"1918年的大流感为我们提供了一个独特的机会，去评估产前环境的影响。"阿尔蒙德告诉我，"它在1918年9月突然爆发，在1919年1月大范围消退，这样一来，几个月后出生的那批孩子所处的宫内条件与其他人群泾渭分明。这就是我们所说的，针对胎儿期起源说的'严苛'实验。它使得我们可以就这些个体长大成人之后的区别提出准确鲜明的预测。"

最初，阿尔蒙德并不相信孕妇所提供的宫内条件能够在她的后代身上留下什么长期持续的影响，即便她遭受了流感病毒的凶残攻击。"在刚开始考察1918年大流感时，我对胎儿期起源说抱着怀疑态度，我不认为自己能找到任何长期效应。"阿尔蒙德表示，"但证据和我的预期恰恰相反。"通过对人口普查数据的细致分析，阿尔蒙德发现，在大流感期间处于孕育过程的那批人，比起这场瘟疫来袭之前出生和结束之后孕育的那些人，在童年时和成年后都过得比较糟糕："平均而言，大流感期间正在母腹内的那批人在每一项社会经济指标上的记录都比较差。"终其一生，他们的受教育水平较低，收入较低，社会经济地位也较低；他们出现失能的比例较高，因此也需要较高的社会福利支出。相比其他人，这些在大流感期间孕育的个体，高中毕业的概率低15个百分点，而贫困的概率高15个百分点。他们的收入比其他人低了5 ～ 9个百分点[6]，但患上心脏病或出现年老失能的概率则高了20个百分点[7]。甚至连他们的身高也受到了影响：当大流感之后数月内出生的人登记在第二次世界大战的征兵列表上时，他们的身高比在他们之前那一年或之后那一年出生的士兵们都要矮一些。

　　身为经济学助理教授的阿尔蒙德去研究产前因素的影响，看起来似乎有点奇怪，但阿尔蒙德解释说，胎儿期起源说研究与经济学分析所用到的技巧和工具天然匹配。"估算负面早期经历带来的支出正是经济学家的拿手好戏。"阿尔蒙德这样告诉我，"我们成天和海量数据打交道，从中识别能够跨越时间而且往往是很长一段时间的模型。"完成有关大流感的研究之后，他立即着手寻找其他在现实中发生过的情境，以求对产前环境的长期效应进行量化。他很快发现，类似大流感这样的自然实验在历史上比比皆是。

　　例如，《经济学季刊》（*Quarterly Journal of Economics*）发表了阿尔蒙德的一篇报告。他将在胎儿期暴露于1986年切尔诺贝利核电站泄露时的放射性沉降物的学龄儿童与在泄漏事故发生前刚刚出生的学龄儿童做比较。[8]结果显示，前者未完成中学学业的比例比后者高了33个百分点。而且，阿尔蒙德所研究的这些孩子生活在瑞典，距离发生事故的乌克兰切尔诺贝利核反应堆1600多千米远。也就是说，若胎儿期暴露于放射性沉降物，即便是在很远的地方，"以目前认为无害的放射剂量"，也可能损害个体的认知功能。

　　在美国国家经济研究总署发布的一篇研究报告中，阿尔蒙德将胎儿期处于饥荒年代的个体，与胎儿期处在饥荒到来之前或饥荒结束之后的个体进行比较。结果显示，前者的文化水平以及在劳动力市场中取得的地位都较低，住房面积较小，从婚姻中获得的相对收益也较少。

　　阿尔蒙德还评估了伊斯兰教斋月禁食习俗对胎儿的长期影响。[9]他选取了密歇根州的一些阿拉伯裔孕妇，其中一部分人的孕期涵盖了斋月，而另一部分人的孕期没有经历斋月。这篇研究报告也由美国国家经济研究总署发布。报告指出，前一组参加了斋月禁食的女性的分娩时间比后一组早，并且孩子的出生体重也比后一组低。阿尔蒙德在乌干达也做过类似的斋月禁食影响研究。他发现，那些刚好在斋月之后9个月出生的个体，成年之后出现视力、听力和学习问题的比例比其他个体高，大约高出22个百分点。

阿尔蒙德并非唯一运用这套精确有力的工具去测量产前经历影响的经济学家。当前，越来越多的经济学家正在尝试使用他们的海量数据包、复杂的统计方法以及精妙的实验设计去探索早产、低出生体重、胎儿期毒素暴露等现象，并估算它们导致的个体终生成本和总体人口成本。经济学分析跨越久远的时间，深入挖掘细节：出生记录、人口普查、兵役登记、死亡证明等。而它带给我们的证据富有刺激性：如果怀孕过程一切顺利，人人受益；如果孕期条件过于糟糕，全社会都将为此付出高昂的代价。[10]

对于1918年大流感中年纪最小的受害者来说，事实的确如此。他们在胎儿期遭受病毒侵袭之后，不仅其自身为此付出了代价，社会也全面受累：特殊的子宫内经历使他们成了衰弱的公民和无能的劳动者。当年瘟疫中的儿童如今已经迈入90高龄，但他们在胎儿期受到的影响仍在不断显现。由于这一特殊的产前环境带来的效应如此绵长，阿尔蒙德认为，"可以说，1918年大流感到今天还没有结束"。

✳

从阿姆斯特丹大街走回家，人行道上散布的冰面在2月柔弱的日光下渐渐融化。我一边走，一边思考着胎儿期起源说如何改变了我们的时间感，就像怀孕这件事本身做到的那样——在水汽氤氲的盛夏孕育一个生命，然后在滴水成冰的时节生下他。这让我对时间的认知变得柔滑了。而胎儿期起源说也是如此，它仿佛拉伸了时间，就像萨尔瓦多·达利画中正在熔化的时钟一样，将原因与结果远远地隔开，使得整条地平线看上去新鲜、怪异。和阿尔蒙德的大流感研究一道，其他经济学家有关个体早期经历影响的工作也在不断为人们司空见惯的一些事实贡献新奇的解释，启发我们越来越认清孕期的重要性。

比如，有一项早已公认的发现是，平均而言，个子较高的人挣的钱也较多。在2005年出版的《眨眼之间》(*Blink*)一书中，作者马尔科姆·格拉德威尔(Malcolm Gladwell)检验了这一现象，并总结说这是他所谓的"沃伦·哈丁错误"造成的。[11]沃伦·哈丁错误指的是一种决策偏差，人们做出这种决策的速度过快，以至自己根本察觉不到它。格拉德威尔在书中称，"个子较高的人挣的钱也较多"纯粹源于人们毫无根据的对高个子的偏爱，这种偏爱曾经导致美国人选出了沃伦·哈丁(Warren Harding)作为总统——一个除了个子高以外，其他方面都平淡无奇、毫不出众的人。根据格拉德威尔自己做的调查，财富500强公司的男性首席执行官的平均身高比全体美国男性的平均身高多了7.5厘米。[12]同时，他还引用其他研究说明，比起平均身高，每高出的2.5厘米大约价值789美元的年收入。[13]格拉德威尔表示，所有这些信息都表明，美国人"陷入了对高个子的荒唐偏爱，因而受其误导却不自知"。[14]他写道，这种普遍存在的"无意识偏差"赋予了高个子在雇用和晋升中的额外优势，"我们一看见高个子就被迷晕了"。[15]

经济学家安妮·凯斯（Anne Case）对高个子容易成功的原因提出了不同看法。"身高与认知能力之间呈正相关关系，而认知能力恰好是劳动力市场所褒奖的技能。"[16]凯斯在她普林斯顿大学的办公室里这样告诉我。也就是说，高个子挣得多，实际上是因为高个子往往比较聪明。她特别强调，身高和智力都会受到宫内环境的影响。凯斯和她在普林斯顿大学的同事，另一位经济学家克里斯蒂娜·帕克森（Christina Paxson），对英国人和美国人进行了大规模的调查，收集了他们从出生到成年的身高数据和测验分数。[17]这项发表在《政治经济学期刊》（*Journal of Political Economy*）上的研究报告称，统计分析结果显示，平均而言，个子较高的孩子在认知能力测验上的得分也较高，而且这种较高的认知能力在很大程度上解释了高个子成年人挣得更多的现象。

当然，身高主要取决于遗传基因。但与此同时，成年人的身高也很容易受到其生命早期环境条件的影响。子宫内环境的品质——包括孕妇的健康与营养水平，孕妇吸烟、饮酒及用药的情况，以及胎儿接触到感染源和毒素的情况等——显著影响着后代的身高（个体童年时期的营养水平和患病经历也同样发挥着作用）。同样的因素还影响着后代的认知能力。"泛泛而言，雇主偏好高个子员工或许并不是一种错误，至少在员工有机会展现实力之前不是。"凯斯表示，"我们的研究表明，身高和认知能力之间存在关联，而且这一关联很有可能源于它们受到了同样一套产前因素的影响。"

　　哈佛大学认知与教育专业的教授，著名的多元智能理论创始人霍华德·加德纳（Howard Gardner）指出，我们在出生之前和出生之后的经历共同作用，塑造着我们的智力。加德纳写道："如果一个孩子在子宫里和出生后，每天都体验到一打健康因素，而另一个孩子每天都经历了一打有害因素，那么将两人放在一起比较时，你会发现，健康的产前环境和刺激丰富的产后环境带来的累积效应大到难以估量。"[18]不过，产前条件怎样影响智力，在多大程度上影响智力，这些问题目前仍处在激烈的争论中；与此同时，产前条件影响着孩子的智力，已经成为智力研究领域的定论。在1997年发表于顶级科学期刊《自然》（*Nature*）上的一篇文章中，伯纳德·德夫林（Bernard Devlin）和另外两位作者为确定胎儿期环境对智商的影响做出了里程碑式的贡献。[19]身为匹兹堡大学医学院精神病学系助理教授的德夫林和两位同事一起，分析了212项智商研究的数据，其中包括许多双胞胎研究。这些研究大多是用来估算遗传基因如何影响智力的。在褒贬参半的《钟形曲线》（*The Bell Curve*）一书中，作者查尔斯·莫里（Charles Murray）和理查德·J. 伯恩斯坦（Richard J. Herrnstein）就运用了双胞胎研究，得出的结论是智商的遗传度为60%（意思是，智商有60% 取决于先天基因，而40% 取决于后天的养育环境）。[20]然而，德夫林指出，这种估算方法没有考虑双胞胎经历过的另一套环境：他们所共享的宫内环境。他报告说，将产前条件纳入考虑之后提炼得到的模型最为贴合数据，其中，产前环境解释了双胞胎之间智商相似性的20%，而基因则解释了34%。

当上述研究报告问世时，德夫林还提出了新的主张，认为产前环境对智力的影响即便没有大于后天抚养，也与其近似，并补充说，改善弱势群体中孕妇的产前护理和营养状况可以提升其后代的智商。德夫林研究报告的另外两位作者之一，卡耐基梅隆大学的统计学教授、德夫林的妻子凯瑟琳·罗德（Kathryn Roeder），在他们撰写这篇报告的结论时正处于孕期。她对当地一位新闻记者开玩笑说："这让我对自己的孕期护理变得格外认真。我每吃一碗棕米饭，心里就想着'智商又高了2个点'。"[21]

并非所有智力研究者都赞同德夫林的看法，但一项新近的双胞胎研究支持了产前环境影响智商的论点。在2007年的《经济学季刊》发表的一篇报告中，加利福尼亚大学洛杉矶分校的经济学家桑德拉·布莱克（Sandra Black）对1967—1987年在挪威出生的所有双胞胎的海量数据进行了分析。[22]报告指出，双胞胎在出生体重上的差异主要归结于他们在子宫里的营养吸收不同，她试图由此探索出生体重和智力之间的关系。结果发现，平均来说，双胞胎中出生体重较重的那个在智商测验中的得分显著较高（不妨回想一下经济学家安妮·凯斯所做的研究：个子较高的孩子在认知能力测验上的得分也较高）。

布莱克的研究表明，双胞胎中的一方若享受了相对较好的产前条件，则这个孩子相对于另一个孩子会在多个方面具有优势，并且这种情形会持续到成年。那么，对于总体人口来说也是这样的吗？在美国，非裔群体在诸多测量指标上长期落后于欧裔群体：婴儿死亡率、身体健康、寿命、受教育程度以及收入等。即便政府给非裔人提供的机会大大增多了，许多离谱的种族歧视已经渐渐消除，但上述群体差异仍然存在，难以撼动。与此同时，比起欧裔女性，非裔孕妇更有可能遭遇营养不良、抑郁、焦虑，接触环境毒素，以及发生创伤事件等。[23] 道格拉斯·阿尔蒙德对此表示："胎儿的健康，或许是非裔人和欧裔人生活境遇悬殊的关键所在。"[24] 如果非裔人和其他少数族裔的竞争劣势始于出生之前，那么想要缩小成年人在健康和财务方面的种族差距，从加大对产前环境的投入着手可能会更有收获。

阿尔蒙德本人的研究已经显示，那些改善孕妇生活条件的项目在她们的宝宝身上得到了积极的回报，而且这一进步效应对少数族裔女性来说尤为明显。在另一项自然实验中，阿尔蒙德检验了美国政府在20世纪60年代后期和20世纪70年代早期建立贫困人群食品援助项目的后果。[25] 这一项目在各州开始运营的时间并不一致，因此阿尔蒙德可以将那些在孕期内得到食品援助的贫困女性与那些在孕期内没有得到食品援助的贫困女性做比较。他将这一研究发表在了《经济与统计述评》（*The Review of Economics and Statistics*）上，并且报告说，在分娩的前3个月被纳入食品援助项目的女性所产下的婴儿的出生体重较重，并且出生体重的增加在非裔参与者中尤为明显。阿尔蒙德强调，近些年来，非裔人的早期健康指标持续停滞不前，非裔婴儿出现低出生体重现象的概率是欧裔婴儿的2.5倍，在1周岁以内夭折的概率是欧裔婴儿的2倍多。考虑到产前经历的潜在长期影响，阿尔蒙德警告，"种族不平等的未来正在按部就班地准备上演"。[26]

阿尔蒙德的报告犹如一记警钟，敲醒了人们的美梦，唤起我很久以前在大学课堂上的记忆。我从书架上抽出了一本卷了角的《美丽新世界》（*Brave New World*），这是一部由英国作家奥尔德斯·赫胥黎（Aldous Huxley）写的小说。小说描绘了一个噩梦般的未来世界，在那里，人类分为不同等级，高傲的"阿尔法"奴役着卑下的"厄普西隆"。老师告诉我们，这本书想提醒读者警惕优生学运动的危险理念——赫胥黎的那个年代，正是优生学大行其道的时候——有些人注定成为统治者，因为他们的基因天生优越，赋予了他们才干和美德。此刻重读，我感到这本书更像是一份针对胎儿期起源说确立后可能带来的善果与恶果所做出的诡异预言。

一翻开这本书，我们就来到了伦敦的中央繁育中心。主任正在带领一群小学生参观中心里的孵化处。这是一间工作繁忙的实验室，负责给人类胚胎安排未来的社会角色。主任解释说，实验室里的科学家们不满足于"只是将胚胎孵化出来——连一头奶牛都能干好那事。我们还要进行预选和条件反射训练。我们将社会化的人类品质灌注给这里的宝宝，让他们成为阿尔法或厄普西隆。"[27]他指给小学生们看，实验室里的瓶子如何体贴周到地盛装着阿尔法胚胎，为了让他们成为思想家和领导者做好各种准备工作。与此相反，厄普西隆胚胎被剥夺了氧气，注射了酒精，并用X光加以轰击，以确保他们将来安心从事下水道清洁工之类缺乏技术含量的工作。

"没有什么比缺乏氧气更能保证一个胚胎低标准发育了。"[28]主任搓着双手，心满意足地说。

"但是，为什么你们要保证那个胚胎低标准发育呢？"一名小学生问道。

"蠢货！"主任不屑道："一个拥有厄普西隆遗传的厄普西隆胚胎必须配备一套厄普西隆环境，你居然还没明白？"

合上书，我开始思考，我们是否正在无意之间进行着与小说中的孵化处类似的实验？通过我们提供给胎儿的条件，我们是否已经预设了孩子将来的人生角色是高贵还是卑微？随着我们对产前经历影响的了解日渐加深，中上阶层家庭的育儿军备竞赛——永无止境地增加资源、增加内容、增加压力——是否会前移到子宫里，制造一批赢在起跑线上的雄心壮志的阿尔法呢？

但是，换个角度来看，胎儿期起源说研究可以通过令全体孕妇及其胎儿受益的干预措施来减轻社会不平等现象，而不会将差距进一步加大。这样的事情已有先例。例如，现代社会所提供的洁净的饮水、富有营养的食物和先进的医疗，都为孕妇和胎儿带来了非常明显的益处，在很大程度上给予了成年后的我们更高的健康水平和更长的寿命。美国人的平均预期寿命从20世纪初的49岁已经增长到了如今的77岁。据加利福尼亚大学洛杉矶分校的经济学家多拉·科斯塔（Dora Costa）估算，产前和产后初期生活条件的显著改善，至少可以解释上述增长中的16%。[29]

的确如此，早在胎儿期起源说假设提出之前，许多国家的领导层就怀疑强壮的成人——往往意味着强大的军队——源于健康的母亲。于是，在19世纪的欧洲，开始出现改善母亲和婴儿健康的公共项目，因为不少国家的政府都需要健壮的年轻男子参军参战，开疆拓土。比如，法国在1871年与普鲁士的战争中惨败之后，启动了一系列旨在爱护孕妇、鼓励母乳喂养和提升婴儿福利的公共项目。（戴维·巴克曾经简略地提到，这一轮对母亲健康的关注解释了著名的"法兰西悖论"[30]：尽管法国人酷爱鹅肝酱和三重奶油奶酪等高脂肪饮食，但他们患上心血管疾病的比例较低。巴克认为，保护法国人的并非每晚一杯红葡萄酒，而是100多年前服务于法国孕妇的公共项目和医疗机构。）

在美国，第一次世界大战也加速了母亲健康运动的发展，而纽约儿童保健局局长约瑟芬·贝克（Josephine Baker）以近乎残酷的直白态度道出了背后的原因。"这种事情说出来叫人觉得冷血，但总得有人挑明。这次世界大战对儿童来说就像是打网球时一记反手破发得分。"[31] 1939年，贝克这样写道："每天都有成千上万的男人死在战场上。无论是站在哪一方的参战国，都开始意识到，新的生命将会成长，可以取代不断消失的成年人。于是，孩子成了极其珍贵的国家财富。"她总结说，当一个国家处于战争之中，"它就必须照看好自家未来的'炮灰供应'"。历史学家黛博拉·德沃克（Debórah Dwork）也曾写道，军事方面的考量对于孕妇和婴儿福利的推动如此持续稳定，以至我们完全可以认为"战争对孩子有益"。[32]

有关胎儿期起源说的现有研究表明，当年那些习惯于军事思维的领导者做出的判断是正确的：强健的成人源于健康的孕妇。在这些研究的帮助下，如今我们是否能将改善产前条件的项目宗旨从培育好士兵拓展至培育好学生、好工人、好家人和好公民呢？我们有充分的理由向公众推荐孕期干预项目。第一，这些干预项目精确瞄准了处于9个月孕期内的女性。因此，比起劝告全体人口健康地饮食、加强锻炼、停止吸烟（不过我们仍然需要坚持往这些方向去努力），孕期干预项目实施起来容易得多。实际上，有些胎儿期起源说方面的研究者已经直接比较了胎儿期经历的影响和成年期健康行为的影响，并发现二者的收效相似。心脏病专家约翰·迪恩菲尔德（John Deanfield）及其同事撰写了一篇文章，发表在2001年的《循环系统》（*Circulation*）杂志上。文章报告说，低出生体重对于个体后续血管功能的影响"和吸烟的效果一样大"。[33]根据迪恩菲尔德研究团队的估算，出生体重每低1千克，对血管功能的削弱效应相当于每天抽20支香烟并持续4.5年。想象一下，把花在宣传戒烟的大广告牌、包装盒警示和公共服务宣传上的一部分经费（就戒烟本身而言，这些经费当然是值得且必要的）用于提升产前营养水平的情形吧。

　　关注孕期干预项目的第二个原因在于：正如道格拉斯·阿尔蒙德所言，尽早干预的性价比几乎总是比迟些干预高一些。因为成功的早期干预可能会启动一个良性循环——毕竟健康建立在健康的基础之上，强壮也建立在强壮的基础之上——所以，阿尔蒙德措辞谨慎地说："以胎儿健康为目标的投资带来回报的比例或许会超过传统的投资，例如学校教育。"[34] 当然，花钱改善学校教育水平永远是明智的。但在孩子们还远远没有到达学龄之前——在他们出生之前，在他们的身体和大脑正在形成的时候，加大投入或许更为明智。华盛顿智库国家企业研究所的经济学家、专职研究员托马斯·米勒（Thomas Miller）表示，当前我们所面临的抉择让他想起了20世纪70年代方牌机油滤清器的一句著名广告语："你要么现在买下我，要么晚些付出代价。"[35] 他解释说："统计学中存在乘数效应，它意味着尽早干预会廉价得多，也有效得多。也就是说，我们要么现在买下有益于孕妇的项目，要么晚些花更多的钱去扶助她们的后代。"

　　关注孕期干预项目的第三个原因是：尽管对于如何确保孕期内达到最佳宫内条件，我们还有很多内容等待探索，但根据迄今为止的基因治疗等技术令人沮丧的研究结果来看，比起我们的遗传素质，胎儿期经历似乎更加具备可塑性。"跟改变基因决定论所要面对的挑战相比，一名希望孩子将来更加强健的女性对自身宫内环境进行修饰的潜力大得多。"[36] 美国国家儿童健康与人类发展研究所所长杜安·亚历山大（Duane Alexander）如是说。与此同时，表观遗传学研究也显示，有助于提升孕期健康水平的干预措施——或不实施此类措施——可以带来长期稳定的效应，而我们曾经以为这样的影响力只与基因的改变有关。在2005年发表的一项震惊学界的实验研究当中，科学家迈克尔·斯金纳（Michael Skinner）让怀孕的大鼠接触两种常见的工业化学品：乙烯菌核利（一种杀真菌剂）和甲氧氯（一种杀虫剂）。[37] 这些怀孕大鼠后来产下的幼崽不仅不育的比例相当高，而且容易出现癌症、前列腺疾病、肾脏疾病和免疫细胞缺陷。

但是，最令人吃惊和警醒的事情还在后头。这批问题幼崽长大后，繁殖出的第二代幼崽同样容易出现上述问题。不仅如此，这种现象还延续到了第三代、第四代——尽管只有零代大鼠直接接触过那些毒素。零代大鼠在孕期内接触毒素的后果传递给了它们的后代，却不是经由 DNA 的改变，而是通过表观基因的改变来实现的。事实上，作为华盛顿州立大学生殖生物学中心的主任，斯金纳还做了一项后续分析，识别了与这批实验大鼠的健康问题有关的两个基因在表达过程中发生的改变。"上述研究确证了一种全新的机制，它与人们之前所理解的环境毒素如何作用于孕期大鼠从而影响其子子孙孙的机制截然不同。"斯金纳和他的合著者马修·安韦（Matthew Anway）在论文中这样写道。斯金纳认为，在人类的孕期和疾病之间，很可能也有类似的机制在发挥作用——这意味着，改善孕妇和胎儿健康条件所带来的长期影响之大，或许超过了任何人的想象。

那么，改善孕期条件要从哪些方面加大投入呢？翻开我这8个月来的记者手记，答案呼之欲出。我们可以增加接受产前护理的渠道，提升产前护理的品质；我们可以努力让每一位孕妇都买到健康无害的食材；我们可以制订预案，以便在自然灾害或恐怖袭击等紧急情况下保护孕妇的安全并保证她们的物资供应；我们可以为孕妇提供减轻焦虑或加强心理支持的项目；我们可以对危及胎儿的化学品进行管制或加以禁止，也可以加倍努力地弄清非处方药和处方药对胎儿的影响；我们可以为有成瘾问题的孕妇提供戒断课程；我们可以针对抑郁、焦虑和其他心理异常对孕妇进行筛查，一旦发现问题，我们就可以为其提供治疗或咨询，并配以孕期适用的精神类药物。

当然，上面提到的诸多方面的工作已经在推进之中——却是以一种东拼西凑、各自为政的方式。如果说我们从胎儿期起源说研究中学到了什么，就是所有影响着怀孕的因素并非单打独斗，而是彼此关联、交互作用的。因此，为了推动后代的利益最大化，所有影响着怀孕的因素就应当得到全面覆盖。以最乐观的角度去看，以上种种针对孕妇和胎儿福祉的投入就像过去对营养和卫生条件进行普遍改善以后所发生的情形一样，可以带来全体人口健康水平的巨大跃升。

这是阳光的一面，但任何事物都有阴暗的一面。如果说人类历史中不时闪耀着有关改善产前条件获得长期收益的希望之光，那么它也充满了对潜在风险的警告。例如，1949年，被誉为"儿童精神病学之父"的著名医生、约翰·霍普金斯医院儿童精神病科主任利奥·卡纳（Leo Kanner）在《美国精神卫生学期刊》（*American Journal of Orthopsychiatry*）上发表了一篇文章，陈述自己对自闭症病因的研究成果："大部分自闭症患者从出生起就暴露于父母的冷漠、强迫以及局限于物质需求的机械化关注。他们是观察和实验的对象，而进行这些观察和实验的目光紧盯着一个个孤立的行为表现，却不在意真正的温暖和乐趣。"[38]卡纳这样写着——随后便是他最具杀伤力的结语："他们被整洁地安置在永不解冻的冰箱里。"这一自闭症的"冰箱母亲"理论后来得到了著名心理学家布鲁诺·贝特尔海姆（Bruno Bettelheim）的大力推崇。我们的社会舆论长久以来拥有一种恶毒的传统，孩子一有任何异常，就归咎于他们的母亲，从身体疾病到青春期犯罪，从过分依赖到情感疏离，莫不是母亲的错——卡纳的观点只是其中一个小小的例子罢了。[39]不难想象，胎儿期起源说的研究成果将如何滋生一套全新的责备母亲的说辞，如何在孩子尚未出生之时便从孕妇身上揪出错来。

若更进一步，胎儿期起源说研究可能成为惩罚孕妇的理由。[40]20世纪80年代，媒体对居住在各个城市市中心贫民区的孕妇吸食霹雳可卡因的情况进行了大规模的报道，引发了全美国对于出现"一代自出生起就在生理上受了损的劣等人"的恐惧。[41] 这样的描述出自专栏作家查尔斯·克劳萨默（Charles Krauthammer）发表在《华盛顿邮报》（*Washington Post*）上的文章。不仅如此，他还在文章中称，美国应当选择的行动方案很明显："当务之急是制定法律把任何胆敢吸食可卡因的孕妇送进监狱，直到她们把孩子安全地生下来为止。"由此可见，媒体要激起公众惩罚孕妇的冲动轻而易举，但在本质上，这与胎儿期起源说研究的初衷背道而驰。

但这还不是最棘手的问题。在胎儿期起源说可能引发的种种并发症当中，人工流产才是终极争议。每当我询问有关胎儿期起源说研究与人工流产背后的伦理和法律问题有何关联时，研究者无不面露难色，一边变换坐姿，一边迟疑着组织自己的答案。客观来说，胎儿期起源说的种种研究成果本身并不具备"反对堕胎"（即不特意对胎儿进行选择）或"支持堕胎"（即主动对胎儿进行选择）的倾向。这些研究成果甚至可能会让这两种立场都陷入尴尬处境，搅乱预先定论的假设，打破危如累卵的平衡。

例如，支持堕胎的一方常常将胎儿描述得像是水中一滴化不开的墨，死气沉沉。可是，胎儿期起源说研究逐渐呈现了一幅胎儿反应、学习、适应环境的图景，导致死气沉沉的描述变得站不住脚了。而另一边，反对堕胎的一方喜欢将胎儿看作闪闪发光的独立生命体，将孕妇贬低为一套人形孵化器。但胎儿期起源说研究揭示了孕妇和胎儿之间结构精巧且亲密无间的相互作用，把彼此隔绝的幻梦扫地出门。对于这一点的盲目反对，由于最近一项有关孕妇的"不想要"对后代影响的研究而忽然偃旗息鼓。杜克大学公共政策与经济助理教授伊丽莎白·奥特曼斯·安纳特（Elizabeth Oltmans Ananat）与得克萨斯农工大学公共政策助理教授乔安娜·莱西（Joanna Lahey）将19世纪美国各州立法禁止堕胎一事作为自然实验，分析了非自愿孕育对后代的长期影响。[42]数据显示，那些母亲"不想要"却因为法律严禁堕胎而出生的孩子，与同时代出生孩子的平均水平相比，只有50%的概率能够活到老年。其原因或许是母亲在怀孕期间不愿为胎儿投注心力。

想到这些，我也开始不由自主地变换坐姿了。对于一个非常想要这个孩子并且已经怀胎8个月的孕妇来说，人工流产绝不是一个令人舒适的话题。反对选择胎儿的人们往往重视孩子而无视母亲，而支持选择胎儿的人们又往往重视母亲而无视孩子。或许，胎儿期起源说研究能够帮助两种意见修复各自的视野。

如果说胎儿期起源说研究对堕胎议题的影响尚处于混沌之中，那么反过来，堕胎议题对胎儿期起源说研究的影响是相当明确甚至棘手的：一部分要求绝对禁止人工流产的激进人士使得许多科学家对胎儿研究唯恐避之不及。用某位研究者告诉我的原话来说，"任何跟'胎儿'这个词有关的工作"都得绕开才好。在美国，要求禁止一切人工流产的舆论氛围尤为高涨，已经妨碍了科学研究涉足胎儿期起源说这一领域。每当我用电话按下一串长长的号码，拨给远在英国、加拿大、澳大利亚、新西兰与荷兰的科学家求教，内心都会禁不住叹息。允许美国特有的堕胎政治斗争虎视眈眈地沿途围观这条前景广阔的科学探索道路，很可能是一个糟糕透顶的错误——孕妇和胎儿损失最为惨重，因为他们原本可以从这个领域的成果中获益最多。

不过，也有像道格拉斯·阿尔蒙德这样没有被吓退的科学家。"虽说胎儿期起源说方面的研究工作让我在传统经济学领域被边缘化了，但我就是没办法放下它。"[43] 我前往办公室拜访他的时候，他坦陈道："好像总有什么东西把我拉回来。"对早期经历重要性的认识甚至促使他在自己的生活中做出相应改变。2005年，他前往中国开展新的研究工作，当时他的妻子莱娜（Lena）正在孕期。出于对于北京空气污染对腹中宝宝潜在影响的关切，夫妇两人决定，莱娜去探视阿尔蒙德的时间不要超过1周。如今，阿尔蒙德正在把当地的空气质量当作一次自然实验的机会，考察新生儿的健康情况。

在很大程度上，正是类似的自然实验使得探索胎儿期起源假设成为可能。不过，必须认识到，许多得到深度研究的重大事件——从荷兰的饥饿严冬到"9·11"恐怖袭击——并非源于大自然，而是由人类与人类之间的残酷争斗造成的。曾有一位胎儿期起源说研究者不无悲哀地谈到，自己做这些研究是在"从人间祸患的恶劣土壤中提取除此以外无法触及的科学知识"。[44] 但是，从这些恶劣土壤中，我们也提取了帮助我们阻止祸患再次发生的知识——它意味着为弱势群体的孕妇提供充足的营养，意味着对危及胎儿的环境毒素加以管制，也意味着在自然灾害来临时保护准妈妈们。总而言之，我们必须认识到，胎儿的健康与幸福关乎整个社会，而不是只需要某位碰巧怀了孩子的女士去在意的事。人们对怀孕的强烈兴趣——有时甚至称得上贪婪——应当和针对怀孕的投入程度相匹配，在全社会形成努力改善孕期条件的共识。

全世界最杰出的经济学家之一，哈佛大学教授阿马蒂亚·森（Amartya Sen）也持这样的观点。1998年，森获得了诺贝尔奖，获奖理由是他在全球贫困成因方面的出色工作，包括在性别不平等带来的经济后果等方面的研究。阿马蒂亚·森发现，如果女性被剥夺了受教育权和工作机会，那么全社会都会因此受累。"压抑女性的主动性确实会令所有人陷入痛苦折磨——从男人到女人，从孩子到大人。"[45] 阿马蒂亚·森在1999年出版的《自由发展》（*Development as Freedom*）一书中这样写道。他的研究证据显示，当女性能够积极发挥作用时，儿童能够受到更好的教育，家庭变得更健康，家庭收入变得更高，整个社会也变得更稳健。

近些年来，阿马蒂亚·森将研究兴趣转向了被他称为"性别不平等的隐藏代价"方面：孕妇所处困境对其胎儿的长期影响。[46]"性别不平等的一部分后果一直没有得到足够关注，事实上，压根儿没有充分调查过。而现在，是时候好好关注一下了。"2003年，阿马蒂亚·森在一篇与经济学家西迪克·奥斯马尼（Siddiq Osmani）合著的文章中这样宣告，"其中一方面，是性别不平等与母方剥夺的关系；另一方面，是性别不平等与儿童

（男孩和女孩）健康以及这些儿童长大成人之后的健康的关系。我们的论点是，女性在营养水平和医疗条件上的不足将以其后代——无论男女——出现健康问题的形式反弹给全社会。"

出生在印度圣蒂尼克坦的阿马蒂亚·森提供了一个与故乡有关的例子：在南亚地区，生活条件的改善伴随着心血管疾病的罕见高患病率。他认为，这一现象可以用胎儿期起源说来解释："这一代印度人中有不少挣扎着摆脱了贫困。但他们曾经是低出生体重的婴儿，因为他们母亲的那代人深陷在贫困和男尊女卑的文化之中。于是，这些人如今发现自己极易患上新生活带来的种种疾病。"例如，心脏病和糖尿病等。

尽管对孕妇健康需求的忽视会"反弹"到男孩和女孩身上，但在阿马蒂亚·森看来，这种效应落在男性身上时颇具讽刺意味。2003年，他在一次采访中说："在印度，我们对待女性太差劲了。大部分女性都得不到应有的营养供给，因此生下了体重不足的孩子。[47]可是众所周知，心血管疾病在男性中比在女性中更常见。所以，如果印度不善待印度的女性，印度的男人就得吃苦头。"

几天后，我一边继续咀嚼阿马蒂亚·森的那些话，一边背着一大袋在农贸市场采购的苹果，小心翼翼地沿着联合广场地铁站的楼梯往下走。当列车呼啸而来时，我忽然想起小说家兼《纽约时报》专栏作家安娜·昆德伦（Anna Quindlen）笔下的一段描述。当她怀孕8个月的时候，某一天在地铁站台上，她发现自己被蜂拥而至的人潮从各个方向紧紧围住了。"就在我四处张望的时候，我发觉自己被4位女士簇拥着，其中有人还用双肩背包武装自己。"[48]昆德伦写道："'你需要保护。'一位女士对我说。作为纽约人，她们暂时忘却了彼此素不相识的事实，合力结成了一套方阵，把我环绕起来，就像橄榄球比赛里一群攻方前锋保护四分卫时所做的那样。当列车到站，车门打开，她们不约而同地向前行进，而我走在正中央，一丁点儿也没有被挤到。"

但这种事今天没有发生在我身上。冬天的长款大衣隐藏了我的肚子，没人注意到我是一个孕妇。此刻正是高峰时段，乘客们你推我搡，只为进到车厢里头去。我背着包，也费劲地挤上了车。不过，在车门关闭、列车启动的时候，我还没能接近任何一个座位。突然之间，列车"当啷"一跳就停止不动了，车厢也陷入黑暗。片刻后，当灯光亮起、列车继续前行时，我发现自己不知怎么傻乎乎地坐在了车厢地板上，我那一大袋苹果也像弹珠似的沿着走道滚得远远的，座位底下到处都是。我无助地向周围望去，感觉自己就像一个小孩子，迷失在了由裤腿和裙摆组成的灌木丛里。

接着，一双双手捡起四散的苹果放进我的包里。有一颗苹果从车厢尽头经由一位又一位乘客的手不停传递，直至回到我这里。另一双手把我从地上扶了起来，并温柔地指给我一个空座位。在这一刻，我没有感觉到任何肆意或冒犯的注视，也没有感觉到哪怕一点难堪或不适——我被关爱着，我对此满怀感恩。

迎接新生

时间刚进3月份，我站在公寓的窗户边，痴痴地望着日出。地上覆盖着白雪，足有20厘米厚，而新的雪花还在不断飘落。如果一切按照计划进行，再过几小时，我肚子里的这个胎儿就将来到世上，成为一个小婴儿。不过到目前为止，没有什么事是按照计划进行的。我对眼下这场暴雪毫无预料，我担心，我们是否有能力穿过90个路口按时到达医院去进行预约好的剖宫产。

从窗边回转身，我的目光又一次像往常那样，被挂在餐桌上方墙面上的一张照片捉住了。那是我的大儿子特迪刚刚出生几分钟时的留影。医院的宝宝毛线帽在他的小脑袋上扭出了一个不羁的角度，千篇一律的条纹宝宝毯包裹着他的身体，让他看上去仿佛和其他所有新生儿是来自同一个家族的兄弟姐妹。他的眼睛紧紧地闭着，就好像他还没有准备好看看自己刚刚踏入的这个新世界似的。从那张小脸上，我隐约能看出3岁大的他此刻蜷在小床上沉睡的模样。

我从未对这张照片感到丝毫厌倦。我常常发现自己一边啜饮晨间热茶，一边不知从何时起又开始端详它，好似在以琢磨人生开端的方式启动自己新的一天。为何我们会觉得婴儿的第一张照片如此迷人？为何我们热衷于在孩子刚刚降生时给母亲和婴儿留影？欢迎新生命自然是理由之一。但同时，这样的拍摄也见证了一种断裂，一场迄今为止从未分开过的两个个体之间的离别。这个清晨，我心里激动不已，同时也有些惶恐，但其中只有一部分是对路面积雪不除的担忧。出生，既是结束，也是开始；它斩断一段关系，同时也生发出另一段。再过几小时，我就不再是一个孕妇了——如果我们能按时到达医院。

出生斩断了奥托·兰克（Otto Rank）与精神分析之父弗洛伊德之间的关系。[1]兰克原本是弗洛伊德最得意的学生，近乎养子。兰克家里将他送到传统学校受训，打算让他成为一名锁匠。但19岁那年，兰克改拜到弗洛伊德门下，开始学习如何解开潜意识之锁。很快，兰克就开始执业精神分析，按照自己的理念（这正是之后麻烦的起因）接诊病人。

1923年，兰克灵光乍现，认为自己省悟了有关人类心理结构的伟大洞见，甚至在激动中迫不及待地将新理论对秘书进行了一番宣讲。他声称，成年人的心理问题根源于我们作为胎儿与母体分离的经历。子宫里的那段生活让我们保有一种"天堂记忆"[2]，但后来我们从那个庇护所里被粗暴地驱赶了出去，因而神经症就是"对出生焦虑的潜意识再现"[3]。而精神分析的治疗情境则重建了"子宫内状态"[4]（兰克将病人窝在治疗椅上的姿势比作胎儿的蜷缩），"允许病人在治疗中重新经历与母体的分离，但分离相对成功一些。"[5]没过几个月，兰克就完成了一本有关他所说的出生创伤重要性的论著，并自豪地将这份作品寄给——准确地说是献给——他的导师弗洛伊德。但弗洛伊德的反应令兰克大失所望。欧洲大陆反对兰克观点的精神分析师聚集成一个毒蛇般的圈子咝咝吐信，迫使兰克脱离了精神分析组织，滚出了弗洛伊德的光辉门楣。由于偏离了正统的弗洛伊德学说，兰克被从天堂流放。

尽管兰克本人遭到驱逐，但他的观点在当时仍得到了一部分人的拥护。1928年，精神病学家马里恩·肯沃斯（Marion Kenworthy）在论文中写道，经由剖宫产降生的婴儿"往往不那么敏感——他们哭得比较少，在日常照料程序中因他人身体接触而表现出烦躁的情形也少得多——跟经由产道降生的婴儿相比。"[6]肯沃斯敦促产科医生控制孕妇的饮食，好生出体格较小的孩子，因为他根据上述理论和观察推测，体格较小的孩子在通过产道时经受的心理创伤相对较轻。不过，随着时间的流逝，有关兰克"重中之重的大事"[7]的这套理论在历史文献中终究渐渐隐没了。但是，令人意外的事情发生了：近些年来，科学家们开始认真调查与兰克相似的理论假设——出生经历可以对婴儿产生持续的影响。

"越来越多的证据表明，围生期的应激和疼痛可以带来长期效应——而对任何一个宝宝来说，出生就是他们经历过的压力最大的事。"[8]英国伦敦帝国理工学院围生期心理生理学教授薇维特·格洛弗（Vivette Glover）如是说。2001年，她和她的同事们实施了一项研究，考察新生儿脐带血中的应激激素水平。[9]出生时的一切体验都会激发胎儿体内分泌应激激素，但是，格洛弗的研究团队发现，应激激素的水平随着分娩方式的不同而有高低之分：助产（即使用产钳或真空吸引器来帮助分娩）的应激激素最多，剖宫产最低，而正常的阴道分娩居中。

1年前，格洛弗在《柳叶刀》上发表了一项相关研究。在那个实验里，她与合作作者一道测量了2个月大的婴儿在接受例行疫苗注射之后应激激素的上升情况以及哭泣的强度。[10]他们发现，婴儿对注射的反应与其出生方式有关。经助产出生的孩子反应最激烈，而剖宫产生下的孩子反应最平和。"这很可能意味着，至少在出生8周的时候，分娩方式仍然影响着孩子的行为和应激反应。"格洛弗对我说："那么它或许还会带来更加持久的效应，于是我们决定继续研究。"

格洛弗的发现得到了有关新生儿疼痛经历影响的研究的支持。安娜·塔迪奥（Anna Taddio）作为加拿大多伦多儿童医院的疼痛科专家，早在十几年前就注意到，在她接诊的孩子中，男婴表现得比同龄女婴更怕疼。她推断，这一差异可能源于性激素和生理结构的不同，也有可能和当地许多男婴都要经历而女婴无须体验的一种痛苦经历有关——包皮环切手术。在一项涵盖了87名男婴的研究中，塔迪奥发现，比起尚未做过包皮环切的孩子，那些刚刚出生就接受包皮环切的孩子在4—6个月大进行疫苗注射时，反应更激烈，哭泣时间也更长；而在同样接受了包皮环切的男孩当中，在手术中使用了镇痛剂的婴儿比当时没有使用镇痛剂的婴儿在疫苗注射后哭得少一些。[11]

塔迪奥总结说，单一疼痛事件的影响可以持续数月，甚至可能更长："当我们对婴儿实施一些在儿童正常发展路径之外的操作时，我们可能确实改变了孩子神经系统的内在连接方式。在他们刚刚出生的那段时间尤其如此。"[12]人生初期遭遇的疼痛可能会改变个体后续阶段对疼痛的感受阈值，使得儿童对疼痛的敏感性升高；抑或相反，带来更加危险的后果，即变得对疼痛不敏感。[13]长期影响还可能包含情绪问题和行为问题，例如焦虑、抑郁以及学习困难等，不过在这方面的研究还处于初期探索阶段。[14]一些接诊早产婴儿的医生已开始逐步将此类研究发现纳入自己的临床实践，例如，减少给婴儿的针刺足跟验血次数，把他们所处的环境布置得比较宁静、昏暗，更接近子宫内部。[15]

那么，疼痛的这些长期影响也适用于胎儿吗？有些研究者认为有可能，并且指出，使用助产工具的分娩可能大大超出了胎儿预料的应激范围。（产钳会给胎儿的头部施加相当于23千克的重压。而在正常的阴道分娩中，母体给胎儿的挤压只相当于8.5～15千克。[16]）少数比较激进的研究者已经建议在助产过程中给胎儿提供阵痛剂，比如在胎儿头皮接触产钳或真空吸引器的部位用注射方式实施局部麻醉等。[17]

薇维特·格洛弗推测，即便是正常的阴道分娩，对胎儿来说也可能是痛苦的体验。"考虑一下母体施加在胎儿身上的巨大推挤力，再考虑一下学术界有关发育至40周的胎儿的痛觉系统已经启动运作的共识，再说想象不出胎儿在分娩过程中会感到疼痛，未免叫人迷惑。"格洛弗谈道："有人说孩子不会在出生时感到疼痛，因为生孩子是一个自然而然的过程——但是，生孩子对于女性来说同样也是一个自然而然的过程，可许多产妇都主动提出需要镇痛措施。"事实上，在美国，有超过87%的孕妇在分娩过程中接受了各种形式的镇痛服务。[18]

无论如何，随着女性和她们的医生寻求全方位掌控怀孕和分娩的需求不断增长，这一过程中称得上纯天然的部分越来越少了。就拿出生的时机来说吧。千百年来，接生婆和传统医学的医生们一直努力让分娩进程加速或暂停；而在现有的外科技术和药品作用下，人类长久以来所渴求的决定孩子具体出生时间的非凡力量已经掌握在现代医学的医生手中。各种干预手段集合起来，效果惊人。比如，如今在星期六或星期日出生的孩子越来越少了。2003年，一项发表在《美国医学会杂志》（*Journal of the American Medical Association*）上的研究调查了加利福尼亚州160万例的出生情况，发现在周末出生的婴儿数量比预期少了17.5个百分点，其中至少有一部分原因是医生倾向于将剖宫产预约在工作日进行。[19]

由于实施了医疗干预，连孕期的长度也发生了改变。根据美国畸形儿基金会的数据，在1992—2002年，美国女性孕期的平均长度从40周缩短至39周。[20]在手术协助下分娩的美国女性也变多了：在2005年于美国出生的孩子当中，有30.2%来自剖宫产，为历史最高比例。像我这样预约进行剖宫产的女性可以提前几个月确定腹中宝宝未来的生日。我早在1月份得知手术日期的时候，便在自己的日程笔记本上做好了标记。就像预约了一次美发或一次看牙那样，我在本子上草草写道："宝宝今天出生！"

不过，大自然仍旧拥有颠覆我们既定规划的神秘力量。我把安全带绕过肚子扣好，深吸一口气，和约翰出发前往医院——以一种节日游行花车般庄重的速度驶过110街。车窗外的世界白茫茫一片，只剩交通信号灯忽红忽黄忽绿，涂抹出仅有的色彩。我们转上第一大道，随即拥有了整条宽阔的马路——我从未见过这样静谧的纽约。约翰和我也同样沉静不语，默默想着，默默看着。车子驶进一条小路，我看见一辆轿车正扭着屁股努力离开停车位。车尾左右摇摆，划出一条大圆弧，简直像在跳芭蕾舞。最后，那辆车终于找回了抓地力，沿着小路向前开远。旁边突然传来一声巨响，一辆铲雪车从侧面滑过，雪铲的边缘甚至在小路的井盖上剐出了火花。此时，宏伟的医院大楼开始在视野之内绵延。我们靠边停下——时间刚刚好。

　　或许是因为自古以来便取决于命运的安排，一个人出生的时机——年月、日期，甚至分秒——在许多文化中都被赋予了重大含义。尽管已经被全盘批倒，但星座占卜仍然是一套广泛存在的顽固迷信。（我明知它毫无道理，可当产科医生查看她的手术日程表并提议我在3月初进行剖宫产的时候，我心里冒出的第一个念头仍然是：双鱼座！这个宝宝是一条星星小鱼，畅游在专属于他的羊水之海里——我喜欢这样的想法。）不过，和兰克的出生创伤假说类似，"我们出生的时机蕴含着与自身有关的信息"这样的理念也出现了意料之外的复兴。有些围绕"出生季节效应"的研究正在探索出生时机与个体后续生活之间的联系，例如在某些时候出生的人容易患上某些疾病等。近些年来，不少研究者为调查这一效应，考察了多种情形，得到了一大批各色各样甚至互相冲突的结果。不过，也有一些科学家得到了可重复的研究成果，发现个体出生的季节可能提供了有关他们几十年后健康状况的线索。

　　举例来说，一项研究调查了美国内战时期北方联军的兵役记录。数据显示，总体而言，那些在春季和夏季出生的士兵，寿命短于在秋季或冬季出生的士兵。[21]麻省理工学院经济学家多拉·科斯塔发现，比起每年下半年过生日的士兵，生日处于春夏两季的士兵比较容易患上心脏病[22]，因脑卒中而死的概率也要高出70个百分点[23]。科斯塔认为，这是因为女性在春夏两季分娩，意味着她们在临盆之前度过了一个营养不足的冬季，而且她们很有可能在怀孕期间患过呼吸系统方面的疾病。不过，在夏季生人听到的也不全是坏消息。在一篇发表于《临床内分泌与代谢期刊》（*Journal of Clinical Endocrinology and Metabolism*）上的文章中，英国布里斯托大学的研究者发现，平均来说，出生在夏末或秋初的人比一年中在其他时段出生的人，在10岁时，身高多出了10厘米，并且骨密度更好。[24]这可能是因为在夏末秋初临盆的女性在怀孕期间沐浴了更多阳光，从而促进了体内合成维生素D，令胎儿骨骼强健。

目前已有的研究报告声称，在多发性硬化症、癫痫、自闭症、物质滥用、进食障碍、抑郁甚至绝经期的早晚以及自杀概率等诸多问题上，都存在出生季节效应。然而在大部分这样的研究当中，出生季节的影响力都非常小。在出生季节效应最强的若干问题中，有一项是精神分裂症。共有十几篇研究报告结论说，精神分裂症患者出生在晚冬和早春的概率，比出生在一年中的其他时段高了10个百分点。[25]这或许是由于在该时段内比较容易发生孕期病毒感染。

虽然上述研究关注的是出生时机和后续人生之间的关系，但影响了后续人生的那些要素出现在当事人降生之前。在许多问题上，精确的作用机制尚不明了，而在另一些问题上，原本考虑的影响因素已经变得不再重要。比如，新鲜的食物如今一年到头都不会短缺，这就意味着冬天不再是一个营养不足的季节。事实上，多拉·科斯塔已经发现，在美国内战结束之后的那几代士兵身上，在春夏季出生和相对较高的死亡比例之间的相关关系消失了。这样的研究再次表明，外力——日间光照的时长，食物是否充足且多样，空气中病毒的剂量与毒性——可以在个体出生之前塑造其后续的人生，而且这些外力可能随季节变化而呈现有规律的波动。正所谓"天行有常"，早在我们出生之前便是如此。

有关这方面的论证，没有人比珍妮特·迪彼得罗开始得早，也没有人比她具说服力。许多学者视这位约翰·霍普金斯大学的发展心理学教授为胎儿研究领域的领军者。预产期之前数周的某一天，我抛开产科医生的叮嘱，乘上前往巴尔的摩的火车，去迪彼得罗位于布隆博格公共卫生学院的办公室拜访她。红发蓬松的她拥有极富感染力的笑容，散发出养育着3个青春少年的母亲所独有的宜人气场。她为我讲述了自己迈入胎儿研究领域的故事。

"我对个体差异为何会产生，以及神经系统如何塑造人类等问题很感兴趣。因此我打算从研究儿童着手。但是，诸多环境因素持续污染研究结果，叫我发愁。于是，我把时间往回推，去研究婴儿——当然，好吧，婴儿研究也逃不开环境因素的影响。这么一来，我就把时间再往回推，去研究胎儿。然而我渐渐意识到，胎儿研究中最主要的环境污染源就是母亲的生理状况。要论个体与环境的融合深度，人生中的任何其他阶段都不能与胎儿期相比。所以，说真的，我跟自己开了一个大玩笑。"不过，对于专注子宫内环境的研究，迪彼得罗未曾有丝毫懊悔："如果我自己说了算，我后半辈子会继续研究这个。我觉得，这是最有可能挖掘到人生真相的地方。"[26]

胎儿研究领域的发展大体上和迪彼得罗的学术生涯遵循了同样的轨迹：理论观点和研究范式从儿童心理迁移至婴儿心理，最终落在子宫里。例如，近期制订的一套针对胎儿发育水平的评估系统，就是以原有的新生儿发育情况测量工具为范本设计的。[27] 新生儿可以直接观察，而胎儿的行为只能通过超声仪器呈现在屏幕上，不过两者的评估维度大多相同。迪彼得罗正在进行的一项研究工作就可以被看作将儿童心理学的概念应用到胎儿身上——这套概念于 1968 年初次引入时曾经撼动儿童心理学领域的根基。当年，弗吉尼亚大学的教授理查德·贝尔（Richard Bell）发表了一篇论文，指出了一个十分醒目的现象。[28] 在此前的几十年里，儿童心理学家们投入了无穷的精力去展示父母如何影响儿童：严厉的父亲养出叛逆的儿子，而慈爱的母亲则带来温顺的女儿。影响力的指向如此清晰，近乎不言自明。但是，贝尔表示，影响力的箭头同样可以调转方向：麻烦、违拗的儿子会让父亲格外强调纪律性，而文静、随和的女儿可以激起母亲的柔情。贝尔在后续论文中写道，我们一边倒地重视父母提供给儿童的环境是"不合逻辑"的，"这导致我们忽视了一个事实，即对于父母来说，儿童是一项强有力的环境因素！"[29]

人们或许很难想象，同样的理念正被应用于产前阶段。通过本书所介绍的诸多研究正在探索的各种各样的途径，孕妇影响着腹中的胎儿；但事情不止于此，胎儿也反过来对母亲释放着自己的影响力。几个月前，我查阅文献的时候已经隐约触碰了这一理念。比如，哈佛大学公共卫生学院的科学家指出，怀着男孩的孕妇食量较大，这是男性胎儿大量分泌睾酮造成的。[30] 我还旁听了一场有关胎儿研究前沿的学术会议，一名科学家在会上兴奋地报告了她和她的同事们发现的"设计母亲程序"现象：怀孕带来的生理变化可能让女性的大脑对育儿行为进行了预习，换句话说，在怀孕期间成长的不仅有孩子，也有母亲。[31] 而此刻，迪彼得罗正告诉我，她是如何发现母亲与胎儿之间存在"交互作用"的——纯属偶然。

"当时我正和一位统计学家合作，一秒一秒地分析我从孕妇和胎儿身上收集到的数据。我期待看到母亲的神经系统因为影响着胎儿而呈现的变化。"迪彼得罗解释着，"那位统计学家和我一起浏览他的数据处理成果。忽然间，他说：'看看胎儿是怎么影响妈妈的吧，这也太有趣了！'我当即回答，'你理解反了，胎儿是不可能影响妈妈的。'可是他坚持不改，接着我发现，他是对的。相关关系确实存在，并且是由胎儿指向母亲的。胎儿每动一下，孕妇的神经系统就会呈现一次相应的波动，只是都低于她的意识能够察觉的阈限。"那已是 2003 年的事了。如今，迪彼得罗告诉我："胎儿研究领域最激动人心也最重要的新概念就是双向性，即孕妇和胎儿之间的影响是双向的。"她邀请我去马路对面大楼里的胎儿评估实验室参观，有关双向影响的研究正在那里进行。

迪彼得罗实验室的墙壁上装饰着数百张胎儿照片。这道由大眼睛和露龈笑组成的画廊要归功于此前来参与研究的准妈妈们。经过将近20年的积累，迪彼得罗已收集了超过1000名胎儿的数据。在这项工作中，与她搭档的是产科护士凯瑟琳·科斯蒂根（Kathleen Costigan），她和迪彼得罗一样待人和气。科斯蒂根一边准备着实验设备，一边和迪彼得罗聊着最近她俩一起去看的一场百老汇演出。没过多久，这天下午的第一位参与者就来了。她是大学附属医院的一名员工，目前怀着她的第二个孩子，孕周30周。迪彼得罗在一旁坐下，科斯蒂根则帮助那位孕妇躺上病床，实验人员将为她进行一次快速的超声检查，以确定胎儿的姿态。我们一起将目光转向屏幕，认真观看着那位孕妇肚子里的宝宝。

"他会有一个宽宽的下巴，就像他哥哥那样。"那位孕妇说。

"还有大脚丫！"科斯蒂根愉快地宣布，"将来能长到13码！*"

"我已经受够那种大脚丫了。"准妈妈有点沮丧地挠了挠自己的肚子。

超声检查结束，科斯蒂根在参与者的胸部放了一个传感器，又在她的腹部放了两个，分别用于记录孕妇和胎儿的心率，以及

---

* 美国男士鞋码13码相当于中国男士鞋码的47码。——译者注

胎儿动作的剧烈程度。这位参与者此前已经参加过一轮实验了，了解流程，主动伸出两个手指以便穿戴用于测量皮肤电导的设备，因为皮肤电导是神经系统活跃性的一个指标。在病床旁边，一台箱式监控器开始源源不断地吐出纸带。母亲和胎儿的心率、胎儿的活动、母亲的皮肤电导等数据被持续追踪着，在纸带上形成地震记录仪般上下参差的线条。科斯蒂根调整了一个旋钮，胎心跳动的声音犹如飞奔的马蹄声，充盈整个房间。我忽然注意到，迪彼得罗正望着我。

"你的宝宝有没有动来动去？"她问道，我立即下意识地把手掌覆在肚皮上。

"对，他正在动。"我有点意外。

"说不定他是在回应外面的胎心声。"她乐呵呵地说："胎儿和胎儿在交流。"

这并不是我的科普作家身份和孕妇身份头一次融合在一起了。9个月来，为了更好地理解胎儿期起源说，这两种身份轮流为我掌舵。于是一段时间之后，我就无法再将二者分开了。比如，在我挺着肚子进入实验室的时候，或感觉到宝宝在踢我的时候——我得强调一下，他是在采访过程中踢我——又或者，在我努力绕过自己大得无边无际的肚子，把笔记本电脑搁在膝盖上打字的时候。这次怀孕当然也改变了科学家对待我的方式。在采访期间，他们会指着我的肚子来说明一个知识点，或是直接用"你"来代替"孕妇"这个词。在学术会议中看到我时，他们往往一脸震惊，就好像有一头鲸出现在了海洋生物学会议的现场。同样在那些会议上，耀眼的荧光灯把每一间酒店的会议厅都照得亮堂堂，每当有学者在讲台上展示出研究中涉及的胎儿超声图像或播放新生儿哭叫着接受针刺验血时，我就成了整个以冷静灰布置的大厅里唯一一双眼噙着泪水的人。原本的学术内容如今对我而言具备了私人意义，反之亦然。两个领域缠绕在一起，难以分割，正如我们不可能将围绕着怀孕的科学探索从有关怀孕的历史和文化中剥离一样。

我将自己的注意力拉回眼前的胎儿评估实验室，凯瑟琳·科斯蒂根正在给那位孕妇戴上眼罩和耳机。眼罩用于防止参与者观看科斯蒂根的举动，而耳机里将会播放一些巴洛克式的旋律，以屏蔽实验中可能发出的任何声音。

"我们要试着在不惊动母亲的前提下，直接跟宝宝打交道。"科斯蒂根解释说。几分钟后，待将孕妇及其胎儿都安顿好，她便开始在孕妇的肚子上方施加刺激：一个金属制的饼干桶，里面装满了尚未加热爆开的玉米粒。（这样的饼干桶可谓完美的实验设备。科斯蒂根从超市买来这些饼干桶，拆封之后把里面的饼干全拿出来，发给参与实验的孕妇们当点心了。）科斯蒂根在孕妇肚子正上方快速而随意地晃动饼干桶，让它不断发出刺耳的声音。孕妇对这样的喧哗一无所知，各项指标显示，她仍然处于放松状态。"我猜她有些困了。"迪彼得罗说。1分钟之后，科斯蒂根用一个空饼干桶重复之前的动作，以此作为实验中的对照条件。而那位孕妇已然打起了瞌睡。

实验结束，科斯蒂根将监控器打印出的纸带拿给我看。她指出纸带上的噪声时段说，胎儿动了——母亲的神经系统也随之出现了波动。两条线齐齐升高，然而当时孕妇正惬意着，对胎儿的举动或她自身的反应都毫无知觉。科斯蒂根温柔地取下了参与者的耳机和眼罩，她在灯光下眨了眨眼睛。

"发生了什么？"那位孕妇问道。

根据这天和之前的研究数据，迪彼得罗发现，此类呼唤和响应在孕期内反复发生：胎儿一动，孕妇的神经系统就跟着动。在孕期的后半程，胎儿大约每分钟动一次[32]，孕妇只能感受到其中的16%[32]，但她的身体每一次都会做出回应。目前，迪彼得罗正在进一步探索，孕妇和胎儿之间的互动情况是否能够预测母亲和婴儿之间的互动。如果一位准妈妈的身体对她30周大的胎儿反应敏锐，那么当她的宝宝半岁大时，她是否仍然能积极响应孩子的需求呢？迪彼得罗将参与者一直送到实验室门口，然后转身向我。

"关于胎儿和孕妇为何一起跳这支小小的舞蹈，我有一个理论。"她俏皮地笑着，示意我的肚子，"我想，宝宝是在训练你多注意他，倾听他的哭声，为了他深夜起床。他在对你说'预备——我来喽！'"

★

手术室可真冷，仿佛什么人在3月的寒风里打开了一扇窗，我感觉应该能看到自己呼出的白气才对。我坐在钢铁材质的手术台边缘，弓起背，好让麻醉师把一根长长的针头插进我的脊椎。约翰穿着绿色的手术服，正在外面的走廊里踱来踱去。我的产房护士既搞笑又耿直，她告诉我，男人们容易晕倒，所以妻子接受硬膜外麻醉的时候，丈夫是不允许在旁观看的："大针头一出来，他们就'咣——'，撞地上了。"

　　我在手术台上躺下来，双臂往两侧展开，产房护士用带子把它们固定住。"上十字架了哟！"她开玩笑说。她看见我在打冷战，就给我的前胸和双肩盖上了一张发热毯。那毯子里头充了气，看上去像一个米其林轮胎人。最怪异的感受此刻集合在了一起：既冷，又热，胸骨以下仿佛空无一物，仅余一片深沉的麻木。关于顺产的狂喜和剧痛，人们已有太多描述，而关于剖宫产的描述则寥寥无几。作为一场彻头彻尾的被动经历，剖宫产没法把自己伪装成一场英雄凯旋；作为一种冷冰冰的临床操作，它也没有给一篇多愁善感的诗歌留下多少余地。它真正的所作所为，就是在子宫里的生命和母体外的人生之间，划出一条令人惶惑的浅白的细线。取代了奥托·兰克深蕴象征意义的产道之旅，剖宫产意味着一道狭长的切口，数层皮肤、脂肪和肌肉像帘幕一样往两旁拨开，显现一直以来和我们共同存在的那个人。

　　产房终于允许约翰进来了，他在手术台这头坐下，挨着我的脑袋。护士在我俩之间挂起了蓝色的幕布，手术团队在我高高鼓起的肚子旁边围成一圈。我觉得比先前舒适了一些，就好像在寝室卧谈会期间给自己盖上一块头巾。隔着幕布,我们听见医院工作人员散漫的絮叨转为短促的交流,听见手术工具放在托盘里的叮当声,还能闻到为了止血而烧灼皮肉的气味。我一点也不疼,只是有一种身体内部被拉拉扯扯的陌生感受,仿佛我的身体是一件行李箱,有什么人正在里头翻找他的鞋子。才过了一小会儿,我们就出乎意料地听见产科医生说:"现在我要把宝宝拿出来了。"在她招手示意之下,约翰站起身往幕布那边瞄,那模样就像在看一场紧张的棒球比赛。

片刻寂静——我忽然意识到自己屏住了呼吸。随后,幕布那边迸发一阵骚动。我从那片喧嚣里只听出了一个声音:婴儿的哭声,带着迅速增长的怒意。

"他真漂亮!"产房护士快活地说。

"他个头真大!"约翰叫道。他先是笑,接着哭了起来,目光牢牢地黏在他儿子身上,小家伙此刻正在手术室另一边的秤上称重。("10磅 * !"约翰欢呼。)

"要是你能亲眼看见就好了。"他一遍又一遍地对我说。

不过我看见了。我转过头,在一扇被白雪覆盖的窗户玻璃上看见了医生隐隐约约的倒影,她深深探进我的肚子,把我的宝宝捧了出来。那个我想象了9个月的孩子,在窗玻璃上的映像有些苍白。现在,产房护士绕过幕布,把他抱到了我旁边,我终于真

---

* 约合4.5千克。——译者注

真切切地看见他了。他的皮肤红扑扑的，他的头发又黑又顺，他的眼睛湿漉漉地闪着光。世上再没有什么能比这样的一个婴儿更真切了。

当我们第一次抱着我们的孩子，我们以为他们是纯净的、崭新的，生活尚未给他们留下任何痕迹；然而事实是，此时此刻，世界早已影响了他们，我们也早已塑造了他们。这是一个为人父母者需结的心印，是一句值得一生沉思的谜语：初次相见，久已相知。

第一个月

1. Peter Gluckman and Mark Hanson, *The Fetal Matrix: Evolution, Development and Disease* (Cambridge: Cambridge University Press, 2004), p. 213.

2. Janet A. DiPietro, "Prenatal Development," *Encyclopedia of Infant and Early Childhood Development*, edited by Marshall M. Haith and Janette B. Benson (San Diego: Academic Press, 2008), p. 604.

3. See, e.g., Jan Bondeson, *A Cabinet of Medical Curiosities* (Ithaca, NY: Cornell University Press, 1997), p. 145, and Wendy Doniger and Gregory Spinner, "Misconceptions: Female Imaginations and Male Fantasies in Parental Imprinting," *Daedalus* (1998), vol. 127, no. 1.

4. See, e.g., Julia Epstein, "The Pregnant Imagination, Fetal Rights, and Women's Bodies: A Historical Inquiry," *Yale Journal of Law and the Humanities* (1995), vol. 7, no. 1, and Philip k. Wilson, "Eighteenth Century 'Monsters' and Nineteenth-Century 'Freaks': Reading the Maternally Marked Child," in *Literature and Medicine* (2002), vol. 21, no. 1.

5. Sir Thomas Browne, *Religio Medici* (Boston: Ticknor and Fields, 1862), p. 77.

6. Samuel Taylor Coleridge, *The Notebooks of Samuel Taylor Coleridge*, vol. 4, edited by Merton Christensen and Kathleen Coburn (London: Routledge, 1990), p. 423.

第二个月

1. Author interview with Barbara Luke.
2. Galen, quoted in Peter Garnsey, *Food and Society in Classical Antiquity* (Cambridge: Cambridge University Press, 1999), p. 102.
3. See, e.g., Paul Fieldhouse, *Food and Nutrition: Customs and Culture* (New York: Taylor and Francis, 1986), p. 52, and Pamela Goyan Kittler and Kathryn Sucher, *Food and Culture* (New York: Wadsworth, 2007), p. 382.
4. See, e.g., Barbara Luke and Timothy R. B. Johnson, "Nutrition and Pregnancy: A Historical Perspective and Update," *Women's Health Issues* (1991), vol. 1, no. 4, and Barbara Luke and Louis G. Keith, *Principles and Practice of Maternal Nutrition* (Park Ridge, NJ: Parthenon, 1992), p. 3.
5. G. H. Napheys, quoted in Peter W. Ward, *Birth Weight and Economic Growth: Women's Living Standards in the Industrializing West* (Chicago: University of Chicago Press, 1993), p. 27.
6. Author interview with Barbara Abrams.
7. See, e.g., Peter D. Gluckman and Mark A. Hanson, "Maternal Constraint of Fetal Growth and its Consequences," *Seminars in Fetal and Neonatal Medicine* (2004), vol. 9, no. 5, and Andrew M. Prentice and Gail R. Goldberg, "Energy Adaptations in Human Pregnancy: Limits and Long-Term Consequences," *American Journal of Clinical Nutrition* (2000), vol. 71, no. 5.
8. Kathleen M. Rasmussen, Patrick M. Catalano, and Ann L. Yaktine, "New Guidelines for Weight Gain During Pregnancy: What Obstetrician/ Gynecologists Should know," *Current Opinion in Obstetrics and Gynecology* (2009), vol. 21, no. 6.
9. Shin Y. Kim and others, "Trends in Prepregnancy Obesity in Nine States, 1993–2003," *Obesity* (2007), vol. 15, no. 4.
10. Rasmussen, Catalano, and Yaktine, "New Guidelines for Weight Gain During Pregnancy: What Obstetrician/Gynecologists Should know."

......